QUE SAIS-JE ?

Le handicap

PIERRE RABISCHONG

Professeur et doyen honoraire
Faculté de médecine de Montpellier
Directeur de l'Unité 103 de l'INSERM (1971-1995)
Membre fondateur et Consultant du Centre Propara
Coordonnateur des projets européens CALIES et SUAW
Membre fondateur de la World Academy of Biomedical Technologies
Ex-président de l'European Society for Engineering and Medicine

BIBLIOGRAPHIE THÉMATIQUE « QUE SAIS-JE ? »

Romain Liberman, *Handicap et maladie mentale,* n° 2432
Claude Hamonet, *Les personnes handicapées,* n° 2556
Amédée Thévenet, *L'aide sociale en France,* n° 1512
Bernard Bonnici, *La politique de santé en France,* n° 2814
William Dab, *Santé et environnement,* n° 3771

ISBN 978-2-13-052197-6

Dépôt légal — 1re édition : 2008, janvier

INTRODUCTION

Il y a en France plus de *13 millions de personnes* qui souffrent d'un handicap. Comment dès lors ignorer un phénomène qui touche un Français sur dix ?

Le but de cet ouvrage est d'apporter l'*information la plus claire possible* sur ce problème complexe. Grâce à une volonté politique forte, la vie des personnes handicapées est en passe de connaître une amélioration profonde : le rapport au handicap se modifie depuis quelques années. Une législation ambitieuse datant de 2005 incarne et porte cette tendance. Son application « partout et pour tous » prendra forcément du temps.

L'homme est une fantastique machine biologique qui est loin d'avoir livré tous ses secrets de fabrication. La plupart d'entre nous ignorent comment ils sont faits à l'intérieur d'eux-mêmes, ce qui ne les empêche ni de vivre, ni d'effectuer des tâches complexes car, si la machine reste en partie mystérieuse, son pilotage est, en temps normal, simple. Quand les fonctions se dérèglent pour diverses raisons, la vie devient moins facile et une aide est nécessaire, qui impose de bien connaître les différentes fonctions du corps. Comment comprendre l'*Homme handicapé* si on ne connaît pas l'Homme[1] ?

Pour aborder la question du handicap, il est donc nécessaire d'avoir un aperçu de la manière dont les

1. P. Rabischong, *Le programme homme,* Paris, PUF, 2003.

systèmes biologiques fonctionnent, ce que nous analyserons dans un premier temps.

Ensuite la *notion d'handicap* qui a évolué avec le temps a besoin d'être définie avec ses trois volets : déficience, incapacité et handicap. Un bon usage des termes pour un langage commun et un *choix de classification* judicieux sont essentiels pour une prise en compte la meilleure possible du handicap.

Un *catalogue des déficiences* permettra de se familiariser avec une terminologie toujours spécifique et souvent non usuelle, celles de tous les dysfonctionnements à l'origine du handicap.

À la connaissance de l'approche médicale, il faut ajouter celle du *cadre juridique* : c'est dans ce *cadre* que s'inscrivent des solutions et des propositions d'amélioration sur une base légale solide et indiscutable. C'est à travers lui aussi que transparaît le plus évidemment que la prise en compte du handicap se fait selon une multitude d'approches que la loi permet de coordonner pour plus d'efficacité.

Enfin des *compensations techniques* peuvent aider à réduire les handicaps et c'est là un grand espoir pour le futur, étayé par la recherche qui mérite toujours plus d'être encouragée et développée pour un *mieux-être* des personnes handicapées.

Chapitre I

L'HOMME

L'homme appartient à une espèce qui présente des caractéristiques particulières le différenciant nettement des autres espèces animales. De plus, grâce à la reproduction sexuée, il offre une très riche *diversité* d'un individu à l'autre. Cette grande variabilité des individus touche aussi bien la peau que le cerveau, les muscles et, à des degrés divers, tous les organes du corps humain, si bien que l'analyse des groupes humains est d'emblée difficile parce que polyfactorielle. *Chaque être humain est unique dans toute l'histoire du monde,* du fait qu'il provient biologiquement de l'union d'un spermatozoïde et d'un ovule, dont l'appariement ne se retrouvera plus. Et comme un éjaculat contient environ deux cent millions de spermatozoïdes tous différents et qu'un seul (ou quelquefois deux) gagne(nt) la course à l'ovule, cela donne une idée de ce qu'est la diversité et de la grande difficulté à faire entrer les humains dans des catégories.

On peut néanmoins isoler deux aspects spécifiques et complémentaires de son étude anthropologique : d'une part ce qu'on peut appeler « le côté *biomachine* » qui se réfère à son mode de construction comme système complexe, et d'autre part « le côté *animal social* », car dès le départ l'homme a vécu en société avec toutes les interactions psychologiques et sociales que cela génère dans des environnements très variés et avec des conditions de vie plus ou moins difficiles.

I. – Le côté biomachine

Une machine est par définition un appareil ou un groupe d'appareils capable de réaliser des tâches de façon autonome par automatisation ou sous contrôle d'un opérateur humain. Cela peut parfaitement s'appliquer à l'homme. La connaissance approfondie du vivant montre à l'évidence que les composants cellulaires de la vie peuvent être étudiés avec leurs aspects physico-chimiques et morphologiques. Mais *l'homme n'a pas construit l'homme* et nous avons la solution mais pas le problème. Identifier les problèmes techniques qui sous-tendent les fonctions peut permettre de comprendre l'homme en termes techniques et de mieux appréhender ses dysfonctionnements.

Cette machine complexe a été, semble-t-il, faite pour *être pilotée par un ignorant* complet, ce qui, d'ailleurs, est plus encore le cas des autres animaux. En d'autres termes, nous n'avons pas besoin de connaître la liste des insertions squelettiques de tous nos muscles pour marcher, courir ou sauter. Nous pouvons ignorer complètement la biochimie des métabolismes et goûter un bon repas. Nous pouvons penser, lire, compter sans avoir la moindre idée de l'organisation si compliquée du système nerveux. Les progrès considérables de nos connaissances neurologiques nous permettent de mieux appréhender cette réalité. Car tous nos systèmes et appareils sont contrôlés par le *système nerveux central* comprenant l'encéphale et la moelle, par le *système nerveux périphérique* groupant les nerfs collectant les informations du corps et transmettant les ordres aux divers effecteurs et par le *système végétatif* responsable du fonctionnement des vaisseaux et des viscères grâce aux deux systèmes, sympathique et parasympathique.

Pour avoir la perception minimale indispensable de l'organisation du corps humain, il faut adopter le regard d'un ingénieur découvrant une machine qu'il n'a pas construite. À coup sûr, l'homme est un tout, ce qui impose une *conception holistique* c'est-à-dire globale de son existence. Mais il faut passer par une analyse des différents systèmes qui le constituent même si cela entraîne une approche nécessairement réductionniste.

On peut définir quatre grandes fonctions qui le caractérisent : la mobilité, la communication, la maintenance biologique et le « kit de survie ».

1. **La mobilité.** – *La vie est mouvement.* À l'opposé des plantes qui restent fixées dans leur sol, les animaux peuvent se déplacer dans les trois milieux principaux : la terre, l'eau et l'air. Les effecteurs de la mobilité sont, chez l'homme, les os articulés entre eux pour former la charpente mobile, les 600 actionneurs musculaires et la partie spécifique du système nerveux qui assure la commande et le contrôle.

Les *os* sont formés d'une trame protéique fibreuse sur laquelle se fixe du matériau minéral résistant à base d'hydroxylapatite. Ils s'autoconstruisent progressivement durant la croissance et se maintiennent à l'âge adulte grâce à une forme de servomécanisme lié aux facteurs mécaniques. Un cosmonaute vivant en apesanteur perd une grande partie de sa matière minérale osseuse et un plâtre mis sur un membre entraîne une décalcification visible sur la radiographie. Tout *l'os est un capteur de force* par les *ostéocytes* ou cellules osseuses nées d'*ostéoblastes* du sang circulant et enfermées dans leur microcavité les *ostéoplastes* au sein de l'*ostéon*. Celui-ci est l'*unité fonctionnelle* de l'os et a la forme d'un microcylindre centré par l'artériole avec des couronnes concentriques d'ostéocytes. Ils sont activés par des microcourants émis par *effet piézoélectrique* à partir des cristaux d'hydroxylapatite. Ils sont donc l'intermédiaire pour la minéralisation de l'os. La *mise en charge de l'os est donc la condition de sa survie.*

Il est aussi capable de *régénération* après rupture. Dans ce cas, des cellules spéciales – les *ostéoclastes* – creusent des galeries au travers de la zone fracturée et laissent la place à des ostéoblastes pour la reconstruction. Ce processus étonnant doit cependant s'opérer dans une stricte immobilité des deux fragments osseux. Un certain niveau de compression favorise la repousse en relation avec le *servomécanisme de minéralisation.* Des facteurs endocriniens et métaboliques assurent cette régulation expliquant en grande partie l'ostéoporose des personnes âgées. Les os sont formés de deux types de *tissu osseux compact et spongieux.* Le tissu compact forme la partie superficielle des os avec cette structure originale de faisceaux de cylindres ostéoniques centrés par un microvaisseau. Le tissu spongieux a des travées préorientées selon les lignes de force et il abrite le fragile tissu hématopoïétique qui fabrique les éléments figurés du sang. On peut comparer cette organisation originale aux structures en nid d'abeille des ailes d'avion moderne dans lesquelles circule le kérosène.

Les *articulations,* quand elles sont mobiles, permettent le jeu articulaire qui est fonction du dessin géométrique des surfaces articulaires en présence et des moyens de contention en particulier des ligaments. Ceux-ci sont destinés à contrôler passivement les mouvements. Ils ne sont pas élastiques et sont donc inextensibles. Ils peuvent se distendre et éventuellement se rompre. Les surfaces articulaires sont recouvertes de *cartilage* qui est un tissu avasculaire, nourri par le liquide synovial intra-articulaire. Il joue un rôle important pour la transmission des efforts d'une pièce à l'autre. Sa destruction dans l'arthrose crée des points de concentration de contraintes qui vont entraîner une usure anormale et une déformation des surfaces. L'arthrose de la hanche est responsable d'une ovalisation progressive de la tête fémorale, qui justifie son remplacement par une prothèse.

Les *muscles* sont des *actionneurs visco-élastiques non réversibles et non linéaires*. En d'autres termes, ils fournissent du travail en se raccourcissant dans une seule direction possible et jamais plus que du tiers de leur longueur. Cela oblige à un minimum de deux muscles pour mobiliser une articulation : un agoniste et un antagoniste, ce qui évidemment complique le contrôle. Leur structure est désormais bien connue : ce sont des fibres faites d'une *bande sombre* de protéine contractile du type actinomyosine et d'une *bande claire* de matériau élastique, ce qui justifie leur dénomination de *fibres striées*. Il y a, dans les viscères et les vaisseaux, des *muscles lisses* capables de contractions plus lentes. L'activité métabolique qui permet la fourniture d'énergie et l'élimination des déchets est particulièrement complexe. Un mécanisme automatique de régulation du débit sanguin des vaisseaux musculaires permet une régulation efficace à l'effort.

La *commande* et le *contrôle* de l'appareil moteur sont particulièrement intéressants à connaître, car ils témoignent d'une grande intelligence technique et de principes d'économie énergétique tout à fait originaux. En se centrant sur les grands principes plutôt que d'entrer dans les détails qu'on peut trouver dans les manuels spécialisés, on peut dire que la résolution de deux problèmes est impérative : la *commande proportionnelle* des actionneurs musculaires permettant de doser la force et *le contrôle en boucle fermée* base d'une régulation partiellement automatisée.

Les *fibres musculaires* obéissent à la loi du tout ou rien, c'est-à-dire qu'elles se contractent au maximum sous l'effet de l'activation des fibres nerveuses motrices. Pour obtenir un dosage de la force musculaire en fonction d'une tâche particulière à accomplir, il faut donc permettre de mettre en action un nombre variable de fibres musculaires. Pour ce faire, chaque neurone moteur commande un certain nombre de fibres musculaires ce qui correspond à l'*unité motrice.* Mais la proportionnalité d'action n'est pas la même pour un gros muscle comme le grand fessier sur lequel nous nous asseyons que pour un muscle extrinsèque du globe oculaire. L'unité motrice dans le premier cas est de l'ordre de 6 000 fibres et dans le second de 25 fibres. Cela explique que le nerf du muscle grand fessier est aussi gros que celui du muscle oculaire. La commande proportionnelle est donc basée sur le *recrutement* d'un nombre plus ou moins important d'unités motrices en fonction de la force à développer.

Le *contrôle en boucle fermée* veut dire que des capteurs placés dans l'effecteur renvoient de l'information vers la commande, ce qui permet de réguler l'action. Ce processus s'oppose au contrôle en boucle ouverte qui ne permet pas de régulation. Deux exemples peuvent permettre d'en comprendre l'importance. Un tapis roulant déplaçant des colis doit avoir des capteurs permettant d'arrêter automatiquement le moteur électrique d'entraînement en cas de blocage. Par contre un piéton traversant brutalement la chaussée génère une action de freinage brutal sans dosage de la part du conducteur de l'automobile. Chez l'*hommobile,* toute la mobilité opère en mode bouclé ce qui permet de répondre efficacement à l'ignorance acceptée du pilote de la machine. Ces retours d'information se font à des niveaux différents interconnectés ce qui explique la complexité du système. Il y a *deux niveaux dans la commande motrice*. Le premier est placé dans le cerveau au niveau de la circonvolution précentrale du lobe frontal. C'est réellement un *clavier moteur* où sont représentés tous les muscles du corps dans un ordre correspondant à leur position corporelle mais selon une surface différente. Le neurochirurgien canadien Penfield a, sur plus de mille patients éveillés au cours d'opérations neurochirurgicales, stimulé électriquement cette circonvolution. Il a décrit l'*homonculus* moteur, avec une face placée en bas de large dimension en rapport avec le langage, une main de surface importante en rapport avec la préhension et deux petits membres inférieurs, ce qui est dû vraisemblablement au contrôle automatique prédominant des membres inférieurs dans la locomotion avec une représentation bilatérale sur le cortex moteur. Cela pourrait expliquer pourquoi les personnes hémiplégiques récupèrent assez rapidement une forme de locomotion et très peu de préhension. Les fibres nerveuses nées à partir des neurones moteurs de l'aire 4, selon la terminologie des circonvolutions cérébrales de Brodman, suivent un long trajet intra-axial pour s'articuler avec le *deuxième niveau* placé dans le tronc cérébral et la moelle épinière. On peut se demander pourquoi il est nécessaire d'avoir un deuxième relais. En fait, le muscle a besoin d'un circuit de commande spécifique de son activation modulé par le haut. La commande spinale permet des bouclages courts régulant en périphérie la contraction musculaire. Pour ce faire, il y a dans le muscle des capteurs qui sont là pour informer de la *raideur du muscle* correspondant à ses trois états possibles : *relâché, contracté* ou *étiré* et de la quantité de force fournie au niveau du tendon.

Le *fuseau neuromusculaire*[1], constitué de fibres striées enfermées dans un sac fusiforme, est un *capteur d'étirement à gain variable* en fonction de l'importance de la contraction des fibres musculaires intrafusales innervées par les *motoneurones gamma*. Quand on tire sur un muscle, il se contracte. C'est le *réflexe myotatique* décrit en premier par Sherrington. L'information va directement par articulation monosynaptique sur les *motoneurones alpha* de la moelle correspondant au segment musculaire considéré. L'utilisation du marteau à réflexe du neurologue est basée sur ce principe. Le réflexe myotatique est normalement contrôlé par le cerveau, ce qui nous permet de faire des mouvements. Un mouvement articulaire du bras par exemple nécessite la contraction de l'agoniste et la décontraction de l'antagoniste. S'il n'y a plus de contrôle cérébral, le muscle étiré se contracte en même temps que l'agoniste et le mouvement est gêné, voire impossible : c'est la *spasticité,* complication invalidante de beaucoup de paralysies

Le deuxième capteur musculaire est l'*organe de Golgi*[2] qui est un *capteur de force* placé à la jonction tendino-musculaire et qui induit une inhibition autoprotectrice en cas de surdosage de la contraction musculaire. L'intérêt de ces capteurs musculaires est donc de gérer la contraction musculaire au plus près en per-

1. P. Rabischong, Innervation proprioceptive des muscles lombricaux de la main chez l'homme, *Rev. chir. orth.*, 48, 1962, 234-245.

2. P. Rabischong, Recherches sur la morphologie et la répartition des organes neurotendineux et des récepteurs épitendineux et intramusculaires encapsulés, *Arch. anat. hist. et embryo. norm. et expér.*, XLIV, 1961, 329-349.

mettant un ajustement périphérique du niveau de force pour un programme décidé au niveau cérébral. La moelle seule ne peut assurer une régulation complète. La puissante centrale de gestion du *cervelet* règle, entre autres, la coordination agoniste/antagoniste et le choix approprié des actionneurs pour une tâche déterminée. La *décision* d'action est évidemment faite par le pilote ignorant qui ne peut pas « taper » directement sur le clavier moteur puisqu'il n'est pas censé savoir qu'il a des muscles et quel muscle actionner pour une action donnée. Il exprime donc sa *décision* dans un langage fonctionnel global et simple : écrire, marcher, sauter... L'*exécution* se fait de manière inconsciente par des bouclages internes allant du cortex au cervelet et du cervelet au cortex. On peut comprendre que le niveau d'exécution occupe environ 80 % de la circuiterie motrice du système nerveux.

Le problème à résoudre est maintenant de *coordonner* les différents degrés de liberté articulaire. Prendre un objet et le manipuler dans l'espace nous paraît simple, mais en réalité comme le savent bien les roboticiens, les algorithmes de commande et les équations pour les mettre en œuvre sont particulièrement sophistiqués. Deux informations sont nécessaires : l'état des moteurs et les angles de chacun des segments mobilisés. L'aspect technique est exactement le même pour le robot et pour l'homme au détail près cependant de la nature des actionneurs et des capteurs.

L'*état des moteurs musculaires* est donné par les fuseaux neuromusculaires qui identifient la raideur du muscle en rapport avec ses trois états possibles. *Les angles des segments* ne peuvent pas être mesurés par des potentiomètres comme chez les robots car cette technologie n'est pas au catalogue des composants biologiques. *L'information ne peut pas être donnée par les muscles,* quoique certains physiologistes le croient encore, car ce sont des actionneurs visco-élastiques et surtout parce qu'il n'y a pas, dans le cerveau, une bibliothèque des insertions musculaires et de leur distance aux axes articulaires ce qui permettrait de faire un calcul géométrique d'angle. La solution élégante et efficace est d'utiliser la peau qui est un vêtement capteur souple mais fixé au squelette. La *peau* contient de multiples récepteurs pour la collecte d'informations différentes : contact, frottement, chaud, froid. Les « capteurs de Ruffini » sensibles à l'étirement envoient des informations de déformation de la peau périarticulaire durant chaque mouvement et cette *goniométrie* est affinée par la vision. Un segment insensible ne peut plus entrer dans le système de contrôle sans l'aide de la vision. Ainsi, une personne paraplégique qui n'a plus de sensibilité des membres inférieurs ne sait pas dans quelle position se trouvent ses segments de membre. De nombreuses expériences d'anesthésie cutanée chez des sujets volontaires ont permis de valider ce principe. Comme la peau est notre goniomètre, il est logique pour une régulation en boucle fermée de la mobilité de faire remonter ces informations cutanées vers le clavier moteur cérébral. Il y a effectivement derrière celui-ci un *clavier sensitif* au niveau de la circonvolution postcentrale du lobe pariétal où toutes les zones cutanées sont représentées avec grossièrement le même type de projection disproportionnelle que l'homonculus moteur. De cette façon, nous savons à tout instant où nous sommes avec nos segments corporels et où nous allons en les déplaçant. Un patient qui a une tumeur du lobe pariétal dans cette aire de projection sensitive peut exécuter des mouvements mais, les yeux fermés, ne sait pas comment sont disposés ses membres, ce qu'on appelle l'*asomatognosie.* Une personne hémiplégique a des « hémi-négligences » qui sont en réalité une perte des informations goniométriques permettant de « sentir » ses membres. Sans entrer trop dans les détails, mais pour montrer l'extraordinaire intelligence du contrôle moteur, ajoutons que l'on connaît désormais l'existence d'un *système de rattrapage d'erreurs en temps réel* pour l'exécution des programmes. Il y a dans le tronc cérébral un gros complexe neuronal nommé *olive inférieure,* qui reçoit des informations du niveau exécutif de la moelle et qui les transmet au cervelet pour une modification en temps réel des conditions de réalisation du mouvement.

Il est intéressant de donner les principes d'organisation de trois ensembles fonctionnels de la mobilité : la préhension, les postures et la marche.

La *préhension*[1] est une fonction importante dévolue au membre supérieur. La main humaine, contrairement à celle des singes[2], est un *outil non spécialisé* multiprise et donc polyvalent. La longueur de chaque segment, bras, avant-bras, main est calculée de telle sorte que la main peut se déplacer aisément vers le *pôle oral,* ce qui est important pour l'alimentation et vers le *pôle génital,* indispensable pour la toilette et les actions à visée sexuelle. Le *manipulateur humain* est un outil complexe qui n'a pas moins de 9 degrés de liberté articulaire (DL) plus 20 uniquement pour les doigts et 10 pour le carpe. On est loin des 6 à 7 DL des robots manipulateurs industriels. Il y a *50 actionneurs muscu-*

1. R. Tubiana, *Pathologie professionnelle des musiciens,* Paris, Elsevier, 2002.

2. A. Berthelet, *The Use of Tools by Human and Non-Human Primates,* Oxford, Clarendon Press, 1993, 68-74.

laires, dont huit pour le pouce, qui vit dans l'opposition avec les autres doigts et six pour chaque doigt. Certains muscles dits intrinsèques sont à l'intérieur de la main et ceux du pouce permettent de le décoller du plan palmaire, pour une préhension en opposition. La paralysie de ces muscles chez certains patients tétraplégiques donne une main plate aux capacités fonctionnelles réduites. On comprend facilement qu'une *prothèse de la main* ne pourra jamais, aussi raffinée qu'elle soit, égaler la main humaine.

L'acte de préhension se décompose en trois phases : l'approche, la prise et le lâchage de la prise.

L'*approche* se fait au mieux avec la *vision* mais peut aussi se faire sans la vision, *« par tâtonnement »,* en utilisant la très riche innervation cutanée ou *sur ordre*. La connaissance goniométrique consciente de tous les segments corporels permettant un guidage précis de la main dans l'espace fait que, par exemple, il est rare de rater la cible quand on veut prendre sa température par voie rectale. La *prise avec manipulation des objets* est exécutée selon des types de prise très divers qu'on a essayé de classer en : tridigitale très stable, latérale, en pinces pouce-index, cylindrique, par empaumement... La paume de la main est équipée d'une véritable *plateforme de force,* comme la plante du pied, de telle sorte que la force de prise est automatiquement régulée en fonction du poids de l'objet. Le *lâchage de la prise* se fait par ouverture de la main ou passive ou active mais les muscles *extenseurs* qui en sont responsables sont, comme le veut la logique biomécanique, nettement moins puissants que les *fléchisseurs* qui ferment la main sur les objets. Vue dans le détail, l'architecture fonctionnelle de la main est une merveille de technologie et observer un pianiste exécuter un morceau véloce comme une étude de Chopin ou un violoniste jouer une œuvre de Paganini peut faire parler de « manualité de l'extrême ». Une fois de plus, l'activation des 50 muscles se fait de façon très performante sans que le pilote ait besoin d'en connaître l'exact déroulement.

Les *postures*[1] peuvent se définir comme des *états autostabilisés des segments corporels.* La plus connue est la station verticale qui n'est pas, comme cela a pu être dit, un des facteurs principaux de l'hominisation, car les oiseaux qui l'utilisent aussi ne sont jamais devenus des hommes. Se tenir debout sur deux pieds (station bipodale) ou sur un pied *(station monopodale)* nécessite une automatisation poussée de la stabilisation qui est le fait du *servomécanisme postural.* Celui-ci possède quatre entrées sensorielles qui permettent les bouclages musculaires appropriés pour maintenir l'équilibre : les entrées visuelle, cutanée, vestibulaire et musculaire. La *vision* à elle seule peut assurer l'équilibre en prenant dans l'espace de façon quasi inconsciente pour le pilote des axes de référence vertical et horizontal. Perturber ceux-ci entraîne un *vertige optique*. L'*entrée cutanée* peut aussi à elle seule assurer l'équilibre grâce à une plate-forme de force placée dans la plante du pied et qui, par ses « capteurs de Pacini », envoie des indications précises de dérive spatiale antéropostérieure et latérale induisant des contre-réactions musculaires automatiques d'équilibration. L'anesthésie de la plante du pied empêche l'équilibre en l'absence de vision (épreuve de Romberg). L'*entrée vestibulaire* est un capteur *d'accélération angulaire tridimensionnel* par les trois canaux semi-circulaires et *linéaire* vertical et ho-

1. P. Rabischong, Anatomie compréhensive du pied dans sa fonction posturale, *in* Pied et posturologie, *Sauramps médical,* 2001, 41-48.

rizontal par les *macules utriculaire et sacculaire* placés dans l'oreille interne. C'est un *capteur à seuil* qui peut, grâce à ses connexions avec le cervelet, engendrer des réactions d'équilibration de tout le corps. Enfin l'*entrée musculaire* permet par les mécanismes décrits précédemment du servomécanisme fusorial d'ajuster correctement les couples agonistes et antagonistes. La *posturologie* est une discipline qui étudie et mesure les réactions posturales.

La *posture rachidienne* mérite d'être brièvement analysée, car elle est aussi un bon exemple d'automatisation. Le rachis ou colonne vertébrale est un empilement de vertèbres articulées les unes aux autres par un *système triangulé* : le disque intervertébral en avant et les deux articulations apophysaires postérieures en arrière. Permettre à ce système naturellement instable de tenir droit c'est-à-dire « aligné » se fait principalement grâce à des muscles dont la complexité d'insertion a rebuté plus d'un étudiant en médecine. En fait les muscles sont longs en superficie et courts en profondeur et ils ont deux directions obliques contraires qui, par leur cocontraction, maintiennent la colonne dans l'axe vertical. La *stabilisation rachidienne,* entièrement automatisée, s'opère également par un servomécanisme postural spécifique dont les entrées sont d'une part *tendino-musculaires* grâce aux capteurs proprioceptifs à l'origine du réflexe myotatique qui joue sur l'équilibre de la *« balance spinale ».* On se penche à droite et les muscles spinaux se contactent à gauche et *vice versa.* D'autre part, il existe une *entrée vestibulaire* par les *macules utriculaires* qui sont des capteurs de gravité permettant de maintenir la tête horizontale, ce qui va servir de référence pour les mécanismes de stabilisation placés en dessous. Un scoliotique, sauf torticolis ajouté, a la tête horizontale. Un dysfonctionnement vestibulaire pourrait expliquer certaines scolioses dites essentielles. L'*entrée cutanée* est la même que celle de tous les segments corporels et il faut souligner l'intérêt de la *ligne cutanée des apophyses épineuses* qui peut être considérée comme une ligne de référence axiale.

Cette courte présentation doit permettre de comprendre d'une part, l'énorme fréquence du « mal de dos » qui touche un jour ou l'autre tous les humains – la lombalgie étant une des premières causes d'arrêt de travail – et, d'autre part, le type particulier d'handicap moteur des scolioses et, à un degré moindre, des cyphoses.

La *marche*[1] est une fonction semi-automatique qui associe deux aspects : la *propulsion* et la *stabilisation*. La mise en route de la marche se fait seule, sans avoir besoin de l'aide des parents qui sont cependant ravis de découvrir les premiers pas de leur progéniture. La *propulsion* est assurée par des moteurs placés au niveau de la *hanche* et qui génèrent un mouvement de ciseau permettant de mettre un pied devant l'autre et de recommencer. Le *genou* donne l'élégance de la marche en contrôlant la longueur du membre inférieur. Le *pied* est un propulseur additionnel donnant des poussées propulsives très utiles pour la montée de rampes ou d'escaliers grâce au puissant muscle triceps placé derrière la jambe. La marche est une *gestion contrôlée d'états instables* et de ce fait la *stabilisation est de nature dynamique*. On retrouve les entrées décrites précédemment : la vision qui, à elle seule, peut guider efficacement la marche ; le vestibule qui donne une trajectoire grâce à ses accéléromètres en l'absence de

1. J. Pelissier, *La marche humaine et sa pathologie*, Paris, Masson, 1994, 27, 61-69.

vision, ce qui explique pourquoi les aveugles n'ont aucun problème de stabilisation ; les entrées cutanées goniométriques et musculaires. Le contrôle conscient de la marche se fait sur le démarrage et l'arrêt, la direction et la rapidité. Tout le reste est exécuté de façon inconsciente par une automatisation intelligente et performante. Chez l'homme, l'*oscillateur de la marche* est situé dans le tronc cérébral et non dans la moelle comme on le croit à tort, ce qui explique que, si un canard décapité peut faire encore quelques pas, ce n'est pas le cas de l'homme décapité comme l'a bien montré le Dr Guillotin. La *commande de la marche est simple* et il n'est nul besoin de se soucier de l'activation des muscles qui est complètement automatique. Il est étonnant de voir que la marche peut encore se maintenir chez des personnes âgées aux membres particulièrement grêles, et les poliomyélitiques nous ont appris ce que peut être une compensation musculaire en déambulant avec seulement quelques muscles.

La mobilité est au total un système fonctionnel complexe capable d'actions multiples pilotées d'une manière simple par un pilote éduqué ou non et qui, même en étant un fin connaisseur de la biologie, ne fonctionne pas mieux.

2. **La communication**[1]. – C'est une des autres fonctions importantes de l'homme, qui permet l'interaction avec ses semblables et avec son environnement. La communication est une *liaison information/action* dans le sens où des informations entrent dans le système nerveux par des capteurs sensoriels appelés en-

1. B. Frachet, *La communication : modalités, technologies et symboles,* Paris, Arnette, 1991.

core *organes des sens* et où elles sont traitées pour aboutir à des *sorties expressives* qui sont, chez l'homme, le langage écrit et parlé, les mimiques et les comportements. Entre les entrées et les sorties se situe le vaste domaine de la *pensée,* de l'esprit sous toutes ses formes, qui constitue une sorte de *boîte noire,* pour la même raison que celle évoquée précédemment du « pilote ignorant ». En effet, la densité de la connectique cérébrale et la richesse des interconnexions excluent la possibilité d'un pilotage conscient des opérations cérébrales. Même les informaticiens les plus pointus s'y perdraient. Aussi la perception de l'organisation interne du cerveau ne peut être approchée que par les sorties mesurables ce qui faisait l'essentiel de la *psychologie behavioriste* qui, en changeant les entrées, observait un possible changement au niveau des sorties.

Il faut insister sur la structure interne des *neurones,* les éléments de base de cette boîte noire. Ils ont des composants multiples dont certains ont la dimension d'une vingtaine d'angström, soit 20 nanomètres (10^{-10} m). La micro-électronique moderne évolue en dessous du micron (1/1 000 mm) mais pas encore à ce niveau nanotechnologique du vivant. Par ailleurs les neurones consomment beaucoup d'oxygène et le cerveau par son énorme densité de vaisseaux et de capillaires est une véritable *« éponge »* vasculaire qui pulse à chaque systole cardiaque, comme on peut le voir en opérant sur le cerveau. Mais le débit terminal doit être contrôlé ce qui permet, dans une optique d'économie, de *nourrir plus les neurones qui travaillent.* Cela a une conséquence importante pour les lésions vasculaires cérébrales, car la distribution du sang doit être de *type terminal* et en cas d'obturation d'un vaisseau tout le territoire correspondant est « anoxié » et, finalement,

LA VISION

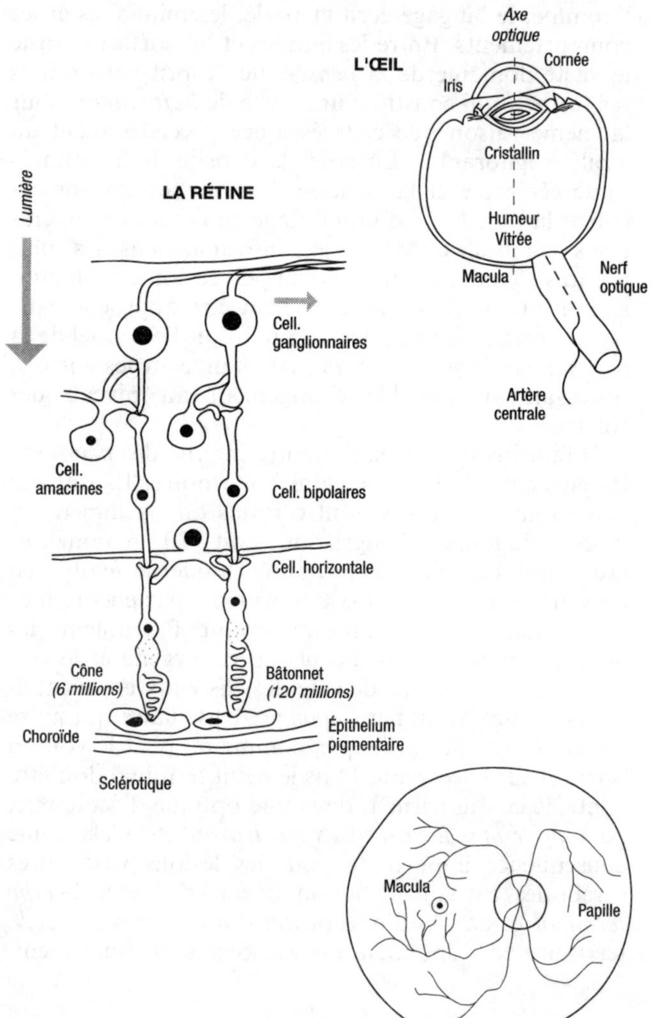
L'ŒIL
Axe optique
Cornée
Iris
Cristallin
Humeur Vitrée
Macula
Nerf optique
Artère centrale
LA RÉTINE
Lumière
Cell. ganglionnaires
Cell. amacrines
Cell. bipolaires
Cell. horizontale
Cône
(6 millions)
Bâtonnet
(120 millions)
Choroïde
Épithelium pigmentaire
Sclérotique
Macula
Papille
LE FOND D'ŒIL

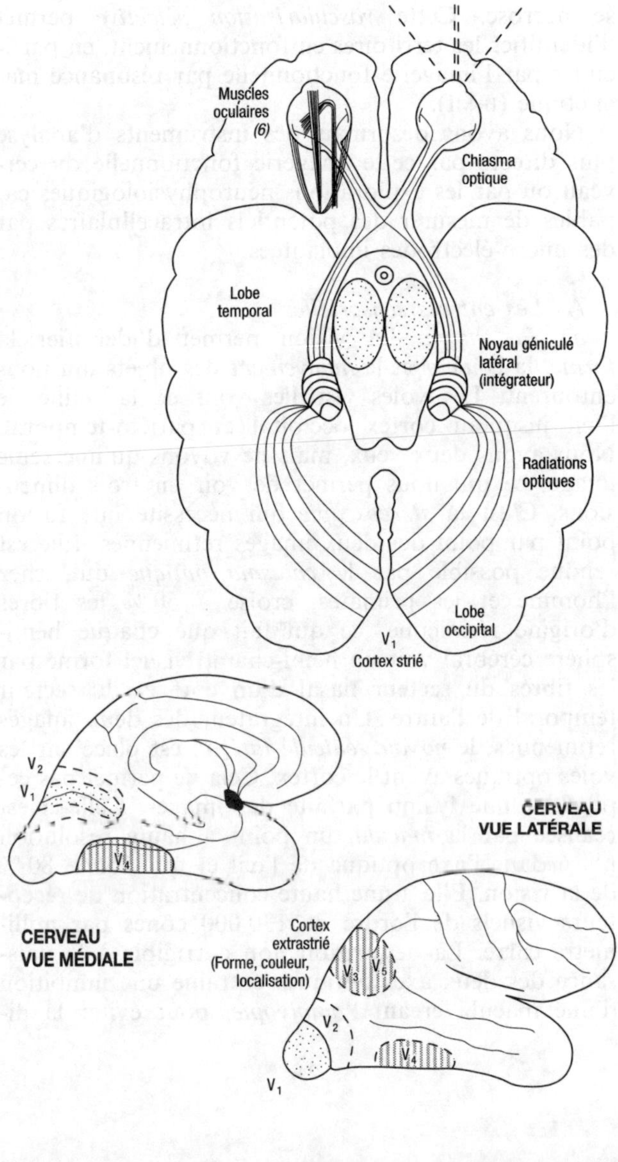

Muscles
oculaires
(6)
Chiasma
optique
Lobe
temporal
Noyau géniculé
latéral
(intégrateur)
Radiations
optiques
Lobe
occipital
V1
Cortex strié
V2
V1
V4
CERVEAU
VUE LATÉRALE
CERVEAU
VUE MÉDIALE
Cortex
extrastrié
(Forme, couleur,
localisation)
V3
V5
V2
V4
V1

se nécrose. Cette *vascularisation sélective* permet d'identifier les territoires en fonctionnement, en particulier par l'imagerie fonctionnelle par résonance magnétique (IRMf).

Nous avons désormais des instruments d'analyse plus directe par cette imagerie fonctionnelle du cerveau ou par les explorations neurophysiologiques capables de mesurer des potentiels intracellulaires par des micro-électrodes implantées.

A) *Les entrées sensorielles.*

a) La vision. La vision permet d'identifier la *forme,* la *couleur* et le *mouvement* des objets qui nous entourent. Les voies visuelles vont de la rétine de l'œil jusqu'au cortex occipital et pariéto-temporal. Nous avons deux yeux, mais ne voyons qu'une seule image, ce qui nous permet de voir en trois dimensions. C'est la *stéréoscopie* qui nécessite une fusion point par point des deux images rétiniennes. Elle est rendue possible par le *chiasma optique* qui, chez l'homme et les primates, croise à 50 % les fibres d'origine rétinienne, ce qui fait que chaque hémisphère cérébral voit un hémi-champ visuel formé par les fibres du secteur nasal d'un côté et du secteur temporal de l'autre. Un intégrateur des deux images rétiniennes, le *noyau géniculé latéral,* est placé sur les voies optiques avant le cortex. Cela ne permet pas cependant une fusion parfaite des images. Celle-ci est réalisée par la *macula,* un point à haute résolution placé dans l'axe optique de l'œil et qui donne 80 % de la vision. Elle a une haute concentration de récepteurs visuels de l'ordre de 130 000 cônes par millimètre carré. La désaxation non corrigible à la naissance des deux axes optiques entraîne une inhibition d'une macula créant l'*amblyopie,* pour éviter la diplopie c'est-à-dire le fait de voir double. Ainsi, non seulement le démarrage de la vision avec couplage des deux yeux est prévu mais aussi une éventuelle panne mettant en jeu des fibres préprogrammées et allant de la zone de projection primaire de la vision vers la rétine et décrites par Mawas.

L'œil est une merveille de technologie qui répond à trois objectifs : *projeter en les réduisant les images sur la rétine sensorielle ; faire un premier traitement de l'image ; assurer la maintenance des composants.* Le *système optique* comprend *trois dioptres* : la cornée, membrane transparente sans vaisseaux et le cristallin avec ses deux faces, lentille déformable par le jeu du muscle ciliaire responsable de l'*accommodation.* La *rétine* est embryologiquement un cortex modifié à six couches qui permet un traitement des images. Les cellules sensorielles *cônes* et *bâtonnets* sont placées en sens inverse de la direction de la lumière ce qui leur garantit une bonne alimentation sanguine par la membrane choroïde et un rendement optimal grâce à l'épithélium pigmentaire.

La *maintenance* est assurée en premier lieu par le contrôle de l'intensité lumineuse via un diaphragme – l'iris – à ouverture et fermeture automatique active due à la *double innervation* sympathique et parasympathique. L'*iris* est d'ailleurs le meilleur témoin de l'équilibre de ces deux systèmes antagonistes. En second lieu, la *vitalité de la cornée* sorte de hublot de l'œil, qui de ce fait ne peut avoir de vaisseaux sanguins, est assurée par deux liquides trophiques : à l'intérieur par l'*humeur aqueuse* sécrétée en permanence par les procès du corps ciliaire et de même composition que le liquide céphalorachidien. Ce liquide est résorbé en permanence en circulant dans un microcanal, le *canal de Schlemm* vers les veines laminaires. Une obstruction de

L'AUDITION

L'OREILLE

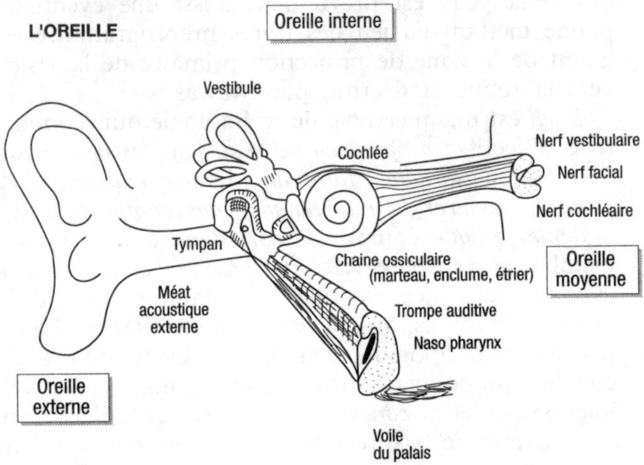

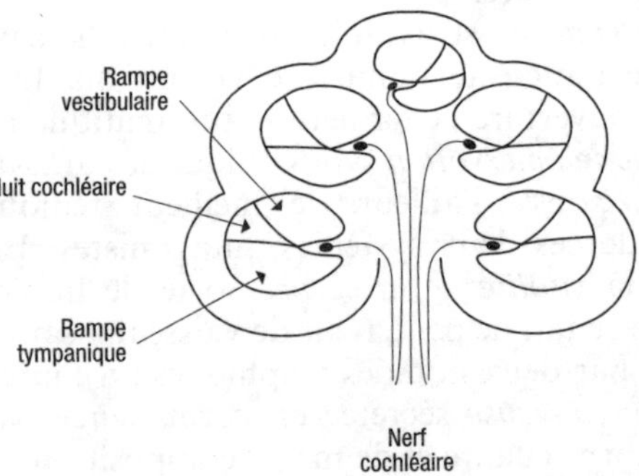

COUPE DE LA COCHLÉE

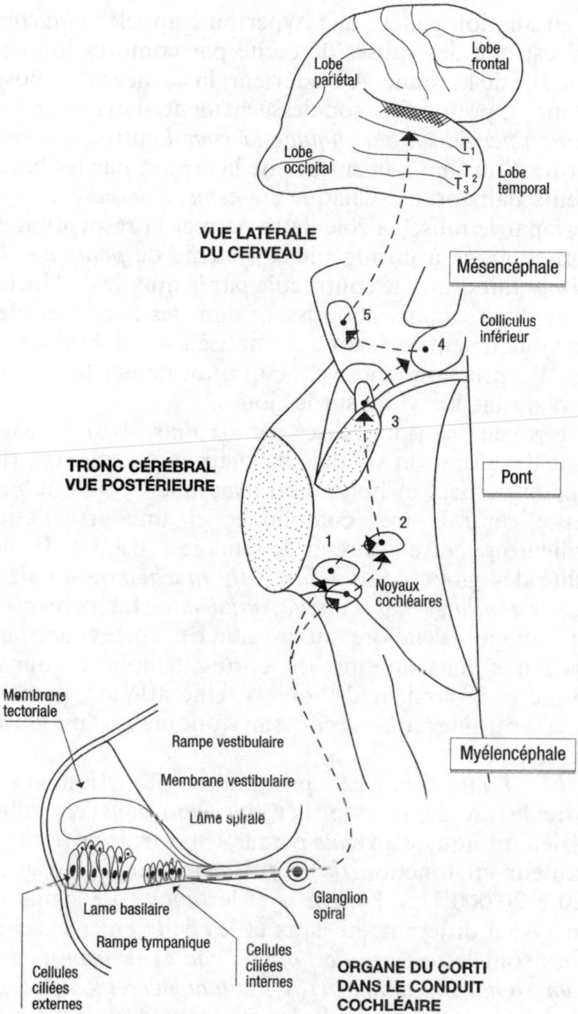
Lobe frontal
Lobe pariétal
Lobe occipital
T_1
T_2
T_3
Lobe temporal
VUE LATÉRALE
DU CERVEAU
Mésencéphale
5
Colliculus inférieur
4
3
TRONC CÉRÉBRAL
VUE POSTÉRIEURE
Pont
2
1
Noyaux cochléaires
Myélencéphale
Membrane tectoriale
Rampe vestibulaire
Membrane vestibulaire
Lame spirale
Glanglion spiral
Lame basilaire
Rampe tympanique
Cellules ciliées externes
Cellules ciliées internes
ORGANE DU CORTI
DANS LE CONDUIT
COCHLÉAIRE

la circulation génère une hypertonie appelée *glaucome* qui est une des causes de cécité par compression destructive de la rétine. À l'extérieur, la cornée est exposée à l'air et, pour éviter son dessèchement, il existe une *sécrétion permanente de liquide lacrymal* entretenue sous forme d'un film à la surface de la cornée par les battements palpébraux. Chaque *clignement de paupière* généré par le muscle orbiculaire permet la résorption du liquide grâce à un ingénieux système de *pompage des larmes* fait d'un sac contractile par le muscle de Horner et de microcanaux aboutissant dans les fosses nasales. Le système entièrement automatisé est « débordé » en cas d'expression émotive, ce qui fait couler les larmes hors du lac lacrymal sur les joues.

Les yeux sont mobilisés par *six muscles striés* assurant l'exploration spatiale en deux mouvements principaux vertical et horizontal avec une circuiterie nerveuse centrale très compliquée et une articulation obligatoire entre le circuit de l'image et celui de la mobilité des globes. Car *toute cette machinerie de précision est pilotée par l'image rétinienne.* La perception des images s'élabore au niveau du cortex occipital avec une participation du cortex temporal pour la forme et la couleur des objets. Une atteinte corticale peut entraîner une cécité sans anomalie des globes oculaires.

b) L'audition. Le programme fonctionnel de l'oreille est de transformer des *vibrations* en milieu aérien ou liquide en *sons* perçus selon trois critères : la hauteur en fonction de la *fréquence,* aiguë ou grave (20 à 20 000 Hz), l'*intensité* et le *timbre.* Le signal est analysé à différents niveaux et les deux enjeux techniques sont le *passage de l'air à l'eau* et la *transduction d'un signal mécanique en un signal nerveux.* L'oreille n'est qu'une partie de la longue chaîne auditive mais c'est à son niveau que se trouve l'origine de la majeure partie des dysfonctionnements.

La *captation des vibrations* se fait par la *membrane tympanique,* sur laquelle se fixe le marteau, articulé avec l'enclume et l'étrier, lequel se place sur la *fenêtre ovale,* point de départ du système liquidien de la cochlée. L'*équipression* sur les deux faces de la membrane tympanique est indispensable pour un rendement optimal. Un système complexe permet de rétablir cette égalité de pression par *la trompe d'Eustache* qui s'ouvre dans le pharynx, seulement quand celui-ci ne fonctionne pas (déglutition, bâillement). Au décollage et à l'atterrissage des avions, il est facile de vérifier ce principe quand on entend hurler les jeunes enfants. Le petit muscle fixé sur le *marteau* se contracte en même temps que les muscles du voile du palais et protège ainsi la chaîne contre les à-coups de pression durant la déglutition.

La *transmission des vibrations à la cochlée* se fait par la *chaîne ossiculaire* placée en milieu aérien dans l'oreille moyenne. L'intensité vibratoire transmise est contrôlée grâce à un réglage de l'*impédance mécanique* par le *muscle stapédien* fixé sur l'étrier. Ce petit muscle est censé protéger l'oreille contre les intensités excessives, en se contractant de façon réflexe dès la réception sonore. L'usage abusif des baladeurs utilisés à leur niveau extrême par les jeunes ou la fréquentation régulière des discothèques expliquera sans doute l'arrivée d'une génération de malentendants. En tout cas, l'intégrité de la chaîne ossiculaire est indispensable pour une bonne audition.

La cochlée est un analyseur de fréquence en forme de limaçon enroulé sur deux tours et demi de spire. À l'intérieur sont deux *rampes vestibulaire* et *tympanique* remplies de *liquide périlymphatique* et un canal cochléaire rempli de *liquide endolymphatique* et porteur de l'*organe de Corti* avec des *cellules ciliées externes et internes*. La régulation fine de ces liquides présents aussi dans le vestibule pourrait expliquer pourquoi le vestibule et la cochlée qui ont pourtant des fonctions différentes sont associés anatomiquement. C'est une merveille de nanotechnologie que nous a révélé dans tous ses détails le microscope électronique. En particulier, le train vibratoire entrant dans la cochlée par la rampe vestibulaire stimule les *cellules striées externes* (13 000) qui contiennent une *protéine contractile* du type actino-myosine qu'on retrouve dans les muscles et qui entraîne « en se contractant » une *oto-émission acoustique* (c'est actuellement le meilleur test de fonctionnalité de l'oreille chez le nouveau-né). Les *cellules striées internes* (3 000) transforment le signal mécanique en influx nerveux. Il est par ailleurs indispensable d'*amortir le train vibratoire* pour éviter l'écho de retour qui perturberait l'analyse fréquentielle. Cela est réalisé par la *fenêtre ronde* obturée par une membrane fibreuse (tympan secondaire) qui est sans doute une des preuves éclatantes que l'oreille ne doit rien au hasard.

Le signal nerveux sort de la cochlée par le *nerf cochléaire* et suit un long trajet dans le tronc cérébral en franchissant *cinq relais différents* pour arriver à la première circonvolution du *cortex temporal*, siège de la *cognition auditive*. Il faut 5 ms pour arriver au tronc cérébral, mais 300 ms pour que le message soit compris et 700 ms pour déclencher une action motrice, ce qui donne une idée de la complexité du câblage interne. Les signaux sonores sont donc finement analysés et en particulier les phonèmes du langage parlé. Car la *régulation de la voix émise* est faite par l'oreille, ce qui explique que les sourds congénitaux sont aussi muets.

B) *Les sorties expressives.* – Communiquer est en final s'exprimer, ce qui peut se faire par le langage parlé et écrit, les mimiques et des comportements.

Le langage est une des caractéristiques spécifiques de l'homme bien qu'il ne soit pas le seul à disposer de ce moyen de communication. Mais les possibilités expressives du langage sont poussées chez lui à un niveau maximal. Cela suppose deux zones cérébrales complémentaires : l'une pour l'*articulation du langage* qui nécessite le contrôle de 35 muscles et l'autre pour la *compréhension du langage*. La première a été identifiée par Paul Broca en 1861 au niveau de la partie latérale inférieure du lobe frontal et la seconde par Carl Wernicke en arrière sur une zone en arc de cercle pariéto-temporale. À cette dualité s'ajoute une notion de *dominance,* ce qui est le cas de tous les systèmes pairs, où un côté commande l'autre. Les *centres du langage* sont normalement à gauche chez les droitiers et une hémiplégie droite s'accompagne le plus souvent d'une aphasie ou difficulté de parler. Le *mot* a donc un *signifiant phonologique* dans l'articulation verbale et un *signifiant sémantique* pour la compréhension. L'*écriture* utilise la *bibliothèque* de mots, de chiffres et de symboles mémorisés. La *lecture* a un centre spécifique de même que la *reconnaissance des visages,* expliquant les manifestations pathologiques de l'agraphie, de l'alexie et de la prosopagnosie. Le *langage mathématique* est une acquisition spécifiquement humaine. On peut enfin distinguer un *endolangage* ou langage intérieur, qui n'est pas verbalisé et qui nous permet de nous parler ou de chanter un air avec nous-même comme seul public.

Les mimiques, en utilisant les déformations du masque facial et la gestuelle corporelle principalement des membres supérieurs, correspondent à des états psychologiques plus ou moins conventionnels tels que la joie, la peur, l'angoisse, la tristesse, la colère... liés à la culture ethnique et géographique. Elles sont un mode d'expression riche auquel s'associent le *rire* et le *pleurer* inscrits normalement dans le fonctionnement cérébral, chacun ayant sa propre tonalité affective. Les *comportements* de fuite, d'agressivité ou de persuasion sont aussi un outil de communication commandé par des zones spéciales du cerveau dont le système limbique.

C) *La boîte noire cérébrale.* – Entre les entrées et les sorties se place la boîte noire cérébrale qui utilise au maximum les nombreux faisceaux d'interconnexions entre les diverses colonnes neuronales avec leurs portes synaptiques neurochimiques, placées dans les lobes cérébraux et dans les centres sous-corticaux. La décrypter par introspection est quasiment impossible. Cet énorme réseau de milliards de neurones est sous-estimé dans ses fantastiques possibilités expliquant tous les aspects de la vie psychique.

Penser est une activité existant chez tous les animaux ayant un cerveau mais *la richesse de la pensée est liée à la richesse du langage.* Trois aspects méritent d'être analysés : la mémoire, la conscience et l'intelligence.

La mémoire est une fonction essentielle du cerveau. Perdre la mémoire est vivre dans un présent étriqué avec un passé « décomposé » qui vide la pensée et avec une impossibilité de projection dans le futur. De nombreux travaux ont été consacrés à la mémoire et diverses classifications de ses formes ont été proposées. On peut définir deux grands types de mémoire : celle à *court terme* et celle à *long terme.* On sait que l'*hippocampe* placé sur la partie médiale du lobe temporal est le centre principal de la *mémorisation,* qui est liée pour beaucoup aux *émotions*. Le *circuit de Papez* dont fait partie le noyau amygdalien intervient dans l'encodage mnésique et l'hippocampe jouerait également un rôle de filtre pour éviter de mémoriser tout ce que l'oreille – qui travaille en permanence – peut entendre.

La conscience n'est pas localisée dans un centre particulier. Elle nécessite une activation globale des circuits, pour constituer une masse critique de centres neuronaux. Les animaux ont aussi une conscience puisqu'ils savent où ils sont et où ils vont et qu'ils peuvent appréhender le danger pour fuir. Mais l'homme est le seul qui a un niveau de conscience lui permettant d'arriver au *concept* et à *l'abstraction*. Par exemple, les singes utilisent des outils comme l'homme, mais ils ne sont pas capables d'accéder au concept d'outil ce qui leur permettrait, comme le fait l'homme, de les optimiser. La *conscience basique d'être* est la réponse possible aux questions : qui suis-je ? où suis-je et quand ? Les patients en coma post-traumatique peuvent avoir ainsi des retours à la conscience perceptibles à divers niveaux. Le *sommeil* avec ses différents états supprime la conscience, mais les neurones ne peuvent pas s'arrêter sous peine de mort. Ainsi peut s'expliquer le passionnant et nécessaire domaine du *rêve,* alimenté par l'extraordinaire synthétiseur d'images « multimédia » placé dans le lobe temporal du cerveau.

L'intelligence se définit difficilement et pourtant ceux qui en sont privés se détectent assez facilement. On peut dire que l'intelligence est la *compréhension d'un problème avec la formulation d'une solution*. Elle peut prendre deux formes : d'une part *spéculative,* ne nécessitant pas obligatoirement d'entrée sensorielle, procédant par appel de données mémorisées, interpolation et raisonnement et d'autre part *praxique,* plus orientée vers l'action. Les deux peuvent éventuellement cohabiter chez la même personne. Compte tenu de ce que nous savons de la génétique, l'*instrument cérébral* a des caractéristiques principalement *héritées* et c'est surtout *l'environnement qui donne la culture*. Autrement dit, les capacités intellectuelles seraient liées à la construction du cerveau en grande partie déterminée par des facteurs génétiques, alors que la culture dépendrait de la qualité de l'environnement comme entrée cognitive. Cela reste sujet à controverse, en particulier parmi les enseignants.

En revanche, il est sûr que nous avons à la naissance un *stock de neurones bien défini* et bien gardé par les *cellules gliales* assurant tous les services de maintenance. *Les neurones ne se reproduisent pas,* ce qui garantit tout au long de la vie le maintien de l'instrument cérébral et donc de la personnalité. Mais il y a dans la moelle osseuse et dans certaines zones cérébrales à forte charge de travail comme la mémoire ou l'olfaction des *cellules souches* polyvalentes, capables de générer de nouveaux neurones. Cependant hormis ces exceptions, *une destruction de neurone est malheureusement irréversible.*

3. **La maintenance biologique.** – La biomachine consomme de l'énergie en permanence et a besoin d'un service de *maintenance fortement automatisé* compte tenu de l'absence prévue de connaissances de la part du pilote. C'est le domaine des *viscères* logés dans le thorax et l'abdomen.

On peut en fonction de leur caractère vital isoler deux organes fonctionnellement liés : le cœur et les poumons. Leur absence de fonctionnement signifie la mort, c'est-à-dire qu'ils sont obligés de travailler vingt-quatre heures sur vingt-quatre.

La pompe cardiaque propulse dans deux chambres accolées le sang vers le poumon pour se réoxygéner et vers tous les organes du corps pour leur apporter les nutriments indispensables. *La séquence cardiaque est complètement automatisée* avec une contraction de l'injecteur auriculaire suivie de celle du propulseur ventriculaire. Une diastole après les systoles marque une brève période de repos. Le cœur a son *système nerveux intégré* sous forme du *tissu nodal* assurant l'automatisme cardiaque, ce qui permet éventuellement de le transplanter. On a calculé que, chez un homme de 70 ans avec un rythme cardiaque moyen à 70 pulsations/mn, le cœur aura battu 2 575 400 000 fois, ce qui correspondrait au remplissage d'une piscine de 18 m × 6 m × 2 m tous les mois. Le revers de ce fonctionnement intensif – malgré une extraordinaire fiabilité –, est la fréquence des atteintes cardiaques multiples et la nécessité de faire vérifier régulièrement ses artères coronaires responsables de l'alimentation sanguine du muscle cardiaque.

Les poumons offrent une surface de contact énorme pour le sang et ses échanges avec le milieu aérien. L'effet de soufflet diaphragmatique garantit une ventilation minimale et les *centres nerveux respiratoires* placés dans le tronc cérébral sont particulièrement gardés. En effet l'artère vertébrale qui les vascularise est l'artère la plus protégée du corps. Elle monte dans la colonne cervicale et pour garantir un débit permanent au tronc cérébral, elle fusionne en un tronc unique juste après la traversée craniocervicale où les mouvements de la tête en rotation latérale entraînent une compression d'une des artères. On peut décider d'arrêter de respirer, mais au bout d'un certain temps se déclenche une *alarme impérative* qui force l'appareil respiratoire à redémarrer. Le suicide par apnée volontaire est quasiment impossible.

L'épuration rénale est une fonction nécessaire qui filtre le sang de façon permanente en éliminant dans les urines toute une série de produits des métabolismes et en maintenant constants certains paramètres biologiques.

L'appareil digestif est un long tuyau avec des cavités successives et le branchement de *glandes digestives* importantes telles que les glandes salivaires, le pancréas ou le foie qui sécrètent au niveau approprié des diastases et des enzymes pour permettre en final l'absorption contrôlée des nutriments par la *muqueuse intestinale* pour aller dans le sang et le système de stockage hépatique. Le tuyau est animé d'un *mouvement unidirectionnel péristaltique* vers la sortie géré par le système nerveux végétatif. L'homme doit se soucier seulement de l'entrée et de la sortie. Celle-ci est contrôlée consciemment par des *sphincters lisses et striés.* Mais l'évacuation principalement rectale suppose un conditionnement éduqué qui est souvent inhibé par le caractère repoussant des matières fécales, ce qui génère la fréquente constipation, très souvent invalidante.

4. **Le kit de survie.** – Cette fonction est nécessaire pour permettre à des êtres ignorant leur « *hardware* biologique » de pouvoir vivre et se reproduire. Les processus en cause seront fortement marqués par une *automatisation* poussée pour garantir le succès de la survie. Trois pôles principaux caractérisent ce kit de survie : il faut *se nourrir* pour assurer la survie de l'individu, il faut *se reproduire* pour la survie de l'espèce et il faut un *territoire* pour trouver nourriture et partenaire.

D'une façon générale, le moteur du système est un mécanisme ingénieux, qui en premier lieu crée un *besoin* soit métabolique soit endocrinien pour ensuite introduire un paramètre de tonalité agréable, le *plaisir,* quand le besoin est satisfait, ce qui va motiver fortement les individus à suivre un comportement préprogrammé. Cela garantit un *taux de succès important.* Cette fonction est sous la dépendance du *système limbique,* décrit en premier par Broca et qui inclut de nombreuses structures nerveuses placées autour du corps calleux, dont le lobe limbique, l'hippocampe, le trigone, le corps mamillaire, les noyaux du septum, le noyau amygdalien et le thalamus ventromédian. Il faut insister sur la participation importante de l'*hypothalamus,* le chef d'orchestre de la vie végétative avec ses centres de la *soif,* de la *faim,* de l'*agressivité,* du *plaisir,* de la *douleur* et son contrôle majeur de tout l'*axe neuro-endocrinien* géré par l'*hypophyse.* L'*olfaction* dans cet ensemble devient le *sens principal* pour la recherche des aliments, la détection de l'œstrus chez la femelle qui donne l'accord pour la copulation et l'identification du marquage territorial fait chez les animaux par l'utilisation de produits naturels odorants, tels que l'urine, les fèces ou le produit de sécrétion de certains glandes comme la glande faciale des cervidés. Chez l'homme, la situation est différente. Il existe bien un système limbique, mais il est surmonté par un *cortex supralimbique* qui peut freiner les pulsions limbiques par des interdits dus à l'éducation familiale et sociale. Ce n'est pas toujours un succès parfait. *La jalousie* est l'expression de la défense territoriale du système limbique. Elle se manifeste à tous les niveaux possibles : la famille, le lieu de travail, etc. Par ailleurs l'*olfaction* n'a plus exactement, chez l'homme, le même rôle. La femme accepte les rapports sexuels même quand elle n'est pas en période d'ovulation ce qui n'est pas le cas de la femelle animale. L'olfaction, en apparence réduite chez l'homme, s'est en réalité « *corticalisée* » en permettant la *gastronomie,* une forme de culture typiquement humaine et le plaisir subtil mais économiquement pesant des *parfums*.

La recherche de partenaire pour la reproduction obéit donc à un besoin biologique induisant des *comportements de recherche préprogrammés*. La parade nuptiale constitue un rite stéréotypé propre aux espèces. L'homme y ajoute la variabilité des manœuvres de séduction. La copulation chez l'animal est strictement réglée et stéréotypée. Elle s'opère le plus souvent *a posteriori,* sauf chez le homard pour des raisons techniques ou chez le singe Bonomo qui n'a pas attendu les missionnaires pour développer une véritable fantaisie posturale. Chez les humains, l'objectif est l'*orgasme,* qui est une forme particulière de plaisir lié à l'éjaculation chez l'homme, automatisée pour permettre l'injection du liquide séminal dans les voies génitales de la femme sans velléité. Pour la femme réceptive, l'orgasme n'est pas nécessaire à la reproduction, mais il obéit aux mêmes impératifs techniques que l'homme, avec un inducteur fait uniquement pour le plaisir, le *clitoris*.

Il se peut que les mécanismes neuro-endocriniens se dérèglent. Apparaissent alors des perturbations du type *anorexie* par privation volontaire plus ou moins consciente de nourriture qui peut aller jusqu'à la mort ou du type inverse de la *boulimie,* qui rend la silhouette « engraissée » d'une façon quelquefois monstrueuse et qui peut choquer notre système d'appréciation des canons de la beauté corporelle vraisemblablement inscrits génétiquement dans notre cerveau. Cela montre la valeur incontestable des *relations psychosomatiques* qui peuvent perturber gravement les mécanismes hypothalamiques du maintien corporel, ce qu'on rencontre beaucoup moins fréquemment chez l'animal et qui est sans doute la rançon de la *corticalisation importante* de l'homme.

Dans la défense territoriale limbique, on doit ajouter deux aspects : le rôle de la douleur comme alarme de protection et l'action vitale du système de défense immunitaire, gardien du moi biologique.

La *douleur* est un *signal prioritaire* qui joue un rôle important pour engendrer des réactions réflexes de retrait ou de fuite face à un agent vulnérant. Il n'y a *pas de douleur inconsciente* et le signal douleur va obligatoirement inonder le cortex conscient en faisant naître, si elle perdure, la *souffrance,* vécu pénible, voire angoissant, et même quelquefois insupportable. La souffrance de l'homme est différente de celle de l'animal qui n'a pas le même cerveau. Les *douleurs chroniques* traduisant le dysfonctionnement d'un ou plusieurs organes peuvent n'être plus un signal de protection. C'est une des composantes du *mal-être* ressenti par beaucoup de patients, pour lesquels une stratégie antidouleur efficace est indispensable. Nous en avons actuellement les moyens pharmacologiques.

Le système immunitaire, un des plus raffinés système du corps participe activement à la maintenance en étant résolument *xénophobe*. Il protège l'identité du moi biologique en rejetant, isolant ou éliminant toute intrusion qui ne porte pas la marque identitaire. Les germes divers, bactéries ou virus, sont détectés par des *patrouilles de polynucléaires* circulant en permanence à l'intérieur du corps dans les canaux sanguins et les espaces tissulaires. Elles mobilisent par les *interleukines,* des signaux perçus à distance, des collègues armés, les *macrophages* et les *lymphocytes* dont les fameux lymphocytes T, pour tueurs d'origine thymique. L'étranger est un antigène qui est attaqué par des anticorps appartenant à la classe des *immunoglobulines*. Le « moi » est normalement reconnu et non attaqué car il a sa *carte d'identité moléculaire* formée par des antigènes de classe I et II, dont les HLA (Human Leucocytes Antigens). Aussi le *fœtus,* qui est pour la mère un étranger biologique, a besoin d'une protection rapprochée contre les antigènes paternels, qui lui est donnée, entre autres, par le *placenta*. Le système immunitaire peut aussi quelquefois s'attaquer à la personne elle-même dans les *maladies dites auto-immunes,* en créant par exemple des démyélinisations du système nerveux comme c'est le cas de la *sclérose en plaques*. Toute cette fantastique armée intérieure dispose de relais défensifs, tels que les *ganglions lymphatiques,* producteurs de lymphocytes, placés dans des endroits stratégiques et qui ont leur propre réseau de circulation raccordé en final au système veineux, ou encore la *rate,* important réservoir de lymphocytes qui détruit en plus les globules rouges hors service. Nous vivons en bonne intelligence avec des *bactéries dites commensales* habitant normalement la peau, les muqueuses et l'intestin. Elles sont en permanence sous contrôle et la mort qui anéantit définitivement la défense immunitaire, les laisse proliférer en générant la putréfaction cadavérique. L'extraordinaire mécanisme de l'*inflammation* qui suit la pénétration de bactéries pathogènes dans une plaie cutanée exécute une *cohorte de processus de défense* avec en final une *cicatrisation* mettant en jeu une série impressionnante de processus parfaitement réglés. Mais quelquefois l'armée est vaincue et c'est l'effondrement que nous connaissons malheureusement. Le virus du sida, par exemple, est capable de se cacher dix ans dans l'organisme, pour, finalement, l'anéantir. Nous savons aussi que, dans le domaine des *implants,* même les matériaux biocompatibles, c'est-à-dire n'entraînant pas de phénomène de rejet, induisent une mobilisation de fibroblastes qui tendent à encapsuler le corps étranger, ce qui est quelquefois bénéfique pour la fixation de l'implant.

On comprend que l'*immunologie* est une des disciplines médicales qui progresse le plus et qui a besoin d'être fortement encouragée compte tenu de ses multiples implications en médecine. Les progrès que nous avons connus et que nous attendons encore dans le domaine des *vaccins* ont changé considérablement le *profil sanitaire mondial* où existent encore malheureusement de terribles épidémies dévastatrices.

II. – Le côté « animal social »

L'homme, qui est fait pour vivre en société, est dès sa naissance confronté à un environnement varié qu'il découvre progressivement. Les facteurs environnementaux jouent un rôle fondamental non seulement dans l'analyse du vécu instantané d'une personne mais aussi dans son devenir de la naissance à l'âge adulte et au-delà. Aussi de nombreuses tentatives ont été faites pour classer, mesurer et prendre en compte les facteurs environnementaux dans l'observation des personnes handicapées. La fonction de communication telle que nous l'avons analysée précédemment est polyvalente et redondante mais la suppression d'une de ses modalités biologiques peut avoir un retentissement important sur le vécu de la personne dans ses conditions particulières d'environnement. Dans une perspective didactique, on peut isoler trois ordres de composantes environnementales : *humaines, matérielles* et *institutionnelles*.

1. **Les composantes environnementales humaines.** La vie dans la société des humains est faite de rapports complexes allant de la convivialité généreuse à l'agressivité, de l'indifférence au rejet. Ces rapports peuvent être encore plus complexes autour d'un membre « pas comme les autres ».

Le premier milieu est *la famille* où s'exprime entre le père, la mère et les enfants toute une série de relations évoluant avec les étapes de la croissance, du passage de l'enfance à l'adolescence et à la recherche d'autonomie de l'adulte. Ce *cocon protecteur* a été largement étudié par les psychologues, les sociologues et les psychanalystes pour analyser les mécanismes comportementaux des uns et des autres en essayant de leur trouver une explication le plus souvent difficilement perceptible par les intéressés eux-mêmes en raison de leur langage spécifique. Les tensions internes, les jalousies, les attachements excessifs, les dérapages affectifs sont fréquents et la venue dans ce milieu familial d'un membre « pas comme les autres » peut générer des conflits qui marquent définitivement les uns ou les autres en influant positivement ou négativement sur les comportements sociaux ultérieurs. *Il n'y a pas de normalité ou d'anormalité* mais des variations multiples qui doivent être détectées de l'extérieur et contrôlées quand elles ont une influence néfaste sur l'équilibre familial. Les *assistances sociales* sous toutes leurs formes ont de ce fait un rôle important à jouer qui doit être soutenu fortement. Il ne faut pas oublier les animaux de compagnie qui peuvent devenir des assistants précieux, par exemple pour le guidage des malvoyants.

Le voisinage joue également un rôle social important. Les enfants, qui jouent ensemble, découvrent dans cet espace rapproché quelquefois douloureusement les réalités de la vie et les liaisons amoureuses, à plus forte raison quand le milieu familial est déficient. Les jeunes ne sont pas toujours tendres entre eux et les luttes de pouvoir ou l'organisation de clans s'y rencontrent fréquemment, avec des conséquences négatives bien connues.

Les enseignants ont une énorme responsabilité auprès des jeunes dans leur adaptation à la vie sociale. Éduquer ne veut pas dire uniquement faire ingurgiter des connaissances, mais principalement donner des directives de pensée, un apprentissage clair des méthodes du savoir et une connaissance suffisante du civique c'est-à-dire des comportements sociaux, bien longtemps négligée. Savoir transmettre l'enthousiasme et l'enchantement doit être aussi un objectif pédagogique spécifique.

Les amis, qui sont souvent plus proches que certains membres de la famille, font partie intégrante du microcosme familial. Ils peuvent cependant aussi entraîner des surprises douloureuses.

Les collègues de travail participent à l'environnement psychosocial. Ils peuvent contribuer fortement à créer une ambiance sécurisante ou angoissante. Les tensions dues aux luttes promotionnelles, au harcèlement sous toutes ses formes, aux revendications sociales peuvent être un élément négatif pour les tentatives d'intégration des personnes handicapées dans le milieu du travail.

Les associations[1] et le milieu associatif jouent un rôle de plus en plus important pour aider et informer les personnes en difficulté physique, morale ou sociale.

1. *Répertoire des associations et organismes au service des personnes handicapées,* Comité national français de liaison pour la réadaptation des handicapés (CNFLRH), 1999.

Elles regroupent des bénévoles qui donnent leur temps et leur compétence. Elles peuvent recevoir un soutien financier des collectivités locales ou du gouvernement. Elles organisent aussi des activités sportives ou des loisirs qui sont très profitables aux personnes handicapées.

2. **Les composantes environnementales matérielles.** – Elles concernent en premier tous les *lieux de vie* : logement, travail, loisirs et leur agencement interne : éclairage, proximité, température, confort... Être à l'étroit dans un logement insalubre ne favorise pas la joie de vivre. Aménager un lieu de vie n'est pas toujours simple et bien souvent est au-delà des possibilités économiques. *Rendre accessible* des locaux qui ne le sont pas malgré l'obligation légale de le faire reste une situation fréquente qui alimente les revendications combatives des personnes concernées et leur complique singulièrement la vie.

Les *transports,* qui jouent un rôle de plus en plus important dans cette époque d'obligation de mouvance, doivent être pris en considération dans l'analyse des facteurs environnementaux.

L'*ergonomie du poste de travail* a fait des progrès immenses grâce aux travaux des ergonomes professionnels et des médecins du travail, mais il reste encore beaucoup à faire pour que le travail ne soit plus qu'une obligation alimentaire pénible et contraignante.

3. **Les composantes environnementales institutionnelles.** – Peuvent être rangées dans cette catégorie toutes les *institutions publiques ou privées* qui élaborent des règles de vie en société sous forme de lois, de décrets d'application, de directives ou de notes de ser-

vice. La lenteur d'exécution est proportionnelle au nombre de commissions créées à cet effet, aux discussions politiques dans des aréopages divers, aux remises en cause syndicales, aux changements d'équipe, aux névroses directoriales, aux incompréhensions catégorielles, aux barrières sémantiques, aux hermétismes des réglementations... Nous verrons au chapitre suivant une illustration de ce problème.

L'objectif de ce chapitre a donc été de donner une idée, certes incomplète, de la complexité de l'homme, individu biologique et social. Tous les organes qui le composent sont remarquablement intelligents dans leur conception et dans leur fonctionnement. Certains favorisent l'*intégration biologique du moi* par des systèmes présents jusqu'au niveau cellulaire tels que le système nerveux ou que la circulation sanguine qui véhicule des *nutriments,* mais aussi des *régulateurs d'activité* comme les *neurotransmetteurs* ou les *hormones.* La perception consciente de ce moi aussi biologiquement divers est forcément incomplète et l'automatisation poussée des fonctions soulage d'autant le mental en augmentant le contenu de l'inconscient. Néanmoins une *conception holistique* des mécanismes du vivant est hautement souhaitable pour éviter la parcellisation du moi biologique qui nuit à toute approche thérapeutique.

Chapitre II

ÉVOLUTION HISTORIQUE DE LA SÉMANTIQUE DU HANDICAP : LES CLASSIFICATIONS

L'intégrité physique telle que conforme au cahier des charges biologiques décrit au chapitre précédent peut être altérée par des causes diverses : d'une part *congénitales* c'est-à-dire présentes à la naissance sous forme de malformations génétiquement transmissibles ou non et d'autre part *acquises* durant la vie par des traumatismes, des infections, des tumeurs, des maladies dégénératives ou par le vieillissement naturel des structures. Il n'y a pas en fait de mot particulier caractérisant cette dégradation progressive des organes et des fonctions avec l'âge et nous proposons de parler d'*anatochronèse.* C'est un point important qui fait partie des *règles du jeu biologique* telles qu'on peut les énoncer en observant le déroulement temporel de la vie. Nous allons tous à la mort qui, même retardée, est inéluctable. Les organes et les tissus ont une certaine durée de vie plus ou moins programmée et le vieillissement s'accompagne de phénomènes d'usure et de dysfonctionnements naturels et donc *normaux*. L'espérance de vie augmente du fait principalement des progrès de la médecine, aussi les personnes âgées en nombre régulièrement croissant entrent toutes plus ou moins à un moment donné dans le domaine de la pathologie. Or il est clair que toute pathologie est invalidante au sens où elle modifie le fonctionnement normal des organes considérés, en amenant des restrictions d'activité et des situations difficiles dans des conditions particulières d'environnement.

Ainsi peuvent être formulées les données du problème : pour des causes diverses, *une atteinte pathologique entraîne une déficience* d'un organe ou d'un système biologique qui en modifie les *capacités fonctionnelles* et peut créer, dans un environnement psychosocial particulier, un *changement de la qualité de vie* pouvant aller jusqu'à une *gêne importante* si elle n'est pas compensée. Dans cette phrase, sont inscrits les mots clés qu'on retrouvera dans toutes les tentatives de classification :

- la *déficience,* qui intéresse au premier chef le corps médical ;
- la *capacité fonctionnelle,* mesurable et améliorable par la médecine de rééducation ou de réadaptation ;
- l'*environnement psychosocial,* qui amplifiera ou réduira les conséquences de l'atteinte pathologique et sera le domaine d'action des organismes d'assistance ou de sécurité sociale, des psychologues et des sociologues ;
- et enfin la *compensation,* qui est la possibilité de rétablir plus ou moins une qualité de vie acceptable par un soutien économique et par des moyens techniques ou biologiques, devant être en permanence améliorés par la recherche.

Il n'a pas encore été question de « handicap » en tant que tel et il est essentiel de rappeler la genèse sémantique de ce concept avant d'en comprendre sa définition actuelle.

I. – Rappel historique de la naissance du concept de handicap

Depuis que l'homme est apparu, des pathologies diverses ont touché des personnes de tous âges et des deux sexes et finalement la réaction des membres des communautés humaines a été d'emblée déterminante pour leur donner un statut particulier ou les isoler parce que « hors norme ».

Henri-Jacques Sticker[1] comme « anthropologue et historien de l'infirmité » nous a donné une contribution documentée de grande qualité sur ce sujet et de nombreux auteurs ont écrit autour de ce thème, parmi lesquels on peut retenir Louis Boivin et Patrick Fougeyrollas[2].

La Grèce antique reste, compte tenu de sa richesse culturelle, une des premières références. Les infirmes et les malformés à la naissance étaient volontairement isolés du milieu social et laissés pour leur survie éventuelle à la générosité des dieux et à leur bon vouloir. Ceux qui en réchappaient représentaient un symbole particulier qui devait être accepté pour éviter la colère des dieux. *Les Hébreux* considéraient les infirmes comme impurs et les fils de prêtres nés infirmes ne pouvaient pas participer au culte. Néanmoins ils devaient être traités avec compassion et ils étaient tolérés dans les espaces publics. Il est intéressant de constater que cette situation perdure encore actuellement et on retrouve dans presque tous les pays la *cohorte des infirmes mendiants* : poliomyélitiques non appareillés, aveugles, sourds, phocomèles, amputés de toutes sor-

1. H. J. Sticker, *Corps infirmes et sociétés,* Paris, Dunod, 1997.
2. P. Fougeyrollas, *Changements sociaux et leurs impacts sur la conceptualisation du processus de handicap,* Réseau international CIDH et facteurs environnementaux, 1998, 9, 2-3, 7-13.

tes, paralysés se traînant au sol, retardés mentaux... dans les rues, le long des monuments, près des temples ou des églises, sollicitant les touristes dans les restaurants.

À l'époque médiévale, les *nains* étaient volontiers utilisés par les princes comme bouffons et leur statut particulier d'amuseur des grands leur permettait certains passe-droits. Les *bossus* étaient recherchés pour leur difformité : il fallait toucher leur bosse pour conjurer le mauvais sort. Ainsi pendant longtemps, la société a toléré les personnes atteintes de pathologies diverses tout en les laissant plus ou moins abandonnées à elles-mêmes.

Indépendamment de sa signification conceptuelle ultérieure, le mot *handicap* viendrait de *« hand in cap »,* la « main dans le sac », pour y prendre de façon invisible de l'extérieur un indice ou un numéro dans ce qu'on croit avoir été un jeu de hasard pour des paris intéressés. Quoi qu'il en soit, le mot apparaît officiellement en 1827 en Irlande et s'applique aux *courses de chevaux* sur « turf », c'est-à-dire sur gazon. Les courses de chevaux, très populaires encore de nos jours, mettaient déjà à cette époque des sommes importantes en jeu et il est apparu très vite la nécessité d'essayer d'*égaliser les chances* pour que ce ne soit pas joué d'avance compte tenu des inégalités liées aux chevaux et aux jockeys qui les montent. Le poids devint l'ennemi de la performance et le handicap, un *système d'égalisation* : plus de poids sur les chevaux plus performants qui ont déjà gagné et moins sur les autres par addition ou soustraction de plaques de fonte de 2,2 kg ou, pour parler comme les Anglais, de 5 livres, ce qui était censé correspondre à une longueur de cheval et donc à une victoire possible. Dans ce système, un *commissaire handicapeur* est chargé d'appliquer les règles et de les vérifier. Un système comparable est utilisé pour le *golf* où on essaie d'avantager un joueur moins expérimenté. Ce qui est étonnant, c'est l'inversion de sens par la suite puisque la personne handicapée n'est pas la plus performante que l'on freine, mais la moins performante à qui l'on a essayé de diminuer les effets du handicap.

Deux phénomènes historiques vont influencer fortement l'intérêt porté par les gouvernements et la chose publique aux invalides : les guerres et le travail.

Les guerres qui n'ont cessé d'occuper les humains pour des luttes de pouvoir et des conquêtes de territoire ont généré un nombre important de *blessés* et de *mutilés* qui n'a fait que croître avec les progrès inquiétants des engins de destruction, parvenus à notre époque à un niveau terrifiant. Le soldat devient un héros quand il réussit une action d'éclat. Il est décoré et glorifié et cela dure depuis longtemps. Louis XIV cré en 1670 l'*Hôtel des Invalides* pour y accueillir des mutilés de guerre. Napoléon, qui demandait beaucoup à ses grognards dont certains sont allés à Moscou à pied en un aller-retour non glorieux, s'est soucié de l'Institution et y sera même enterré en 1840. Cette maison d'accueil et de traitement des invalides de guerre existe encore et reste un des hauts lieux de la médecine militaire. La réparation des dégâts corporels se double d'une nécessité de réparation économique sous forme de pensions. Les moyens de réparation des *mutilations de guerre* ont, il faut le souligner, fait d'énormes progrès durant, après et finalement grâce aux guerres. Les prothèses des membres toujours contrôlées par les services des *Anciens Combattants* se sont considérablement améliorées grâce aux contributions de médecins et de techniciens de grande qualité.

Le travail avec le développement prodigieux de l'*industrie* à la fin du siècle dernier devient un pourvoyeur d'accidents de toutes sortes, qui obligent les gouvernements successifs à légiférer pour la protection des travailleurs et l'indemnisation des *accidentés du travail* avec une première loi votée en 1898.

Parallèlement un gros effort est fait pour ceux qu'on appelait *« les aliénés »* ou les fous, qui étaient condamnés à l'enfermement par exclusion du milieu social. Romain Liberman en donne une description précise et bien documentée[1]. La fin des croisades au XIVe siècle marque aussi la fin de la nécessité de ces grandes bâtisses isolées enfermant les *lépreux*. On en compte jusqu'à 2 000 en 1266. Le pouvoir en place décide donc d'y mettre tous les indésirables : opposants politiques, aliénés, fous, débiles et même prostituées. Pendant la Révolution, le médecin Philippe Pinel et son élève Esquirol obtiennent de la Convention *la libération des enchaînés et la reconnaissance des fous, qui deviennent des malades.* La loi du 30 juin 1838 est votée par le Parlement. Elle régit les *internements des malades mentaux* et reste encore en partie valable actuellement. La naissance et le développement de la *psychiatrie,* qui se structure de plus en plus, mais reste encore confinée dans son enfermement asilaire, va progressivement « s'ouvrir » de nouveau vers le milieu social extérieur. Les lois successives de 1983 et 1985 et leurs décrets d'application vont introduire cette grande réforme de la *sectorisation psychiatrique.* Par ailleurs, les enfants déficients mentaux ne resteront plus enfermés dans des conditions déplorables. On essaiera de les intégrer avec les autres en leur faisant

1. R. Liberman, *Handicap et maladie mentale,* Paris, PUF, « Que sais-je ? », 6e éd., 2007.

bénéficier d'une éducation et éventuellement d'une insertion assistée dans le milieu du travail.

Le *XXe siècle* va introduire trois révolutions marquantes : les *transports,* la *communication* et les *sports.*

Au temps des diligences et de la locomotion hippique, les accidents étaient moins fréquents et surtout moins vulnérants. La venue du vélocipède marque l'utilisation des pieds pour une plus grande vitesse de déplacement en devenant la populaire *bicyclette.* L'*automobile* et son développement technologique rapide crée un phénomène de société et favorise les longs déplacements d'une région à l'autre et d'un pays à l'autre. Beaucoup de villes sont encore distantes de 60 km qui étaient la valeur d'une étape de diligence. L'*avion* va amplifier considérablement ce phénomène de migration nationale et internationale en permettant à des familles entières de découvrir les autres parties du monde grâce aussi à l'abaissement du coût de ce mode de transport longtemps réservé à des personnes fortunées ou à des gens des affaires. La création relativement récente des *congés payés* a contribué largement à ces flux migratoires saisonniers vers la mer ou la montagne.

Ce développement prodigieux des moyens de transports de tous ordres, cette « mobilité accrue », est un réel progrès mais aussi un facteur de *pollution* et d'*engorgement des cités* qui ne fera que s'amplifier. Elle a également un revers néfaste : l'apparition d'une *traumatologie nouvelle* qui tue et surtout qui engendre un nombre considérable de blessés, mutilés, paralysés, augmentant considérablement la population des personnes handicapées. Les *assurances* ont dû se développer rapidement pour faire face aux besoins de soins et de rééducation toujours croissants que les personnes ne peuvent pas assumer par elles-mêmes. On doit se rappeler que 65 % des paralysies médullaires sont en rapport avec des accidents du trafic.

La seconde grande révolution actuelle est celle de l'*information* et des *moyens de communication* entre les humains. Se rappelle-t-on encore du temps qu'il fallait pour porter un pli d'une ville à l'autre et *a fortiori* d'un pays à l'autre. L'apparition de l'*ordinateur* est un bouleversement considérable des habitudes et la démocratisation galopante de cet outil extraordinaire de stockage et de traitement de données très diverses correspondant à tous les domaines du savoir des humains est un réel phénomène de société. *Il n'y a plus de frontière étanche pour la diffusion des connaissances.* Le travail de bureau, jadis fait uniquement à la main par des scribes besogneux, laisse la place à des machines performantes ayant plus de mémoire que les humains et capables de s'interconnecter d'un bout à l'autre du monde. On ne réalise pas encore bien l'impact de cette technique, qui a vu naître et grandir l'*informatique,* sur toutes les activités humaines. L'invention du *téléphone* qui étymologiquement permet de s'entendre à distance s'est développée d'une façon impressionnante et a modifié profondément les relations sociales. Personne n'est isolé *a priori*. Tout le monde peut communiquer sur tout, y compris pour les affaires et les relations interpersonnelles. Il faut ajouter à ce concert informatique la *télévision* qui permet de voir à distance et réduit les distances entre les pays et les cultures.

Le troisième facteur notable des temps modernes est le *développement des sports*. Cette activité est aussi ancienne que l'homme et les Grecs l'avaient amenée à un niveau très avancé qui perdure dans les jeux dits Olympiques. La technologie s'y est introduite avec la bicyclette, la moto, l'automobile, les planches affinées pour le ski ou le surf, la toile pour les parachutes, les coques uniques ou multiples... le phénomène nouveau est le *culte de la performance* qui touche progressivement toutes les activités humaines et pas seulement le sport. Ce point est important à souligner, car le domaine du handicap va en subir les conséquences bonnes et mauvaises. L'ouverture des jeux sportifs internationaux aux personnes handicapées montre qu'elles sont encore capables de performances quelquefois étonnantes et contribue clairement à les valoriser et à banaliser le handicap ou tout au moins à réduire sa charge émotionnelle responsable des rejets ou des surprotections. L'aspect moins positif est l'*apologie de la performance* qui pousse l'humain à ses limites extrêmes en entraînant parfois des pathologies graves. Ce culte ajoute au désarroi de certaines personnes handicapées, surtout les plus jeunes, le poids d'une exigence sociale impossible à satisfaire. Il faut rappeler que les paralysies médullaires sont causées dans 15 % des cas par un accident de sport.

Dans ce monde moderne, on constate qu'il faut aller vite dans un univers saturé d'informations, soucieux de rentabilité, avide de compétition en tout genre et obsédé par la précarité. Toutefois les personnes déficientes jeunes ou âgées ne sont plus confinées dans des ghettos : des centres modernes de traitement disposent de moyens de plus en plus performants, en particulier pour le diagnostic avec le fantastique apport de l'imagerie moderne scanner et de l'IRM.

II. – Les tentatives de classification

Le handicap est devenu un phénomène de société et l'habitude des humains de classer s'y applique tout naturellement. D'emblée, le terme recouvre une quantité importante de catégories disparates qui doivent être analysées sous des éclairages différents. Cet aspect inhomogène du handicap ou des handicaps peut expliquer facilement les essais multiples de classification, les polémiques, les discordances d'opinion et finalement la difficulté d'avoir des idées claires sur le sujet.

L'important au départ est de poser clairement les *données du problème.* Il existe, nous l'avons vu, une sorte de cahier des charges précis, d'une part, de l'homme vu comme une biomachine et d'autre part, des conditions de sa vie en société. Le premier aspect ressort plus particulièrement du *domaine médical* en charge du diagnostic et du traitement des perturbations des organes et des dysfonctionnements. Le second aspect est le propre du *domaine social,* c'est-à-dire des interactions entre un individu et son milieu environnemental. Il y a donc deux modèles non dissociables mais à prendre en considération de façon spécifique : le modèle médical et le modèle social. Les tenants de chaque modèle ont bien entendu essayé d'en valoriser l'importance chacun de leur côté, ce qui n'a pas donné de résultats très positifs.

Historiquement les progrès de la médecine ont obligé sur le plan international à étudier de façon rationnelle les *causes de décès,* ce qui a abouti en 1855 à une « classification internationale des causes de décès » présentée par William Farr et Marc d'Espine au Congrès international de statistiques de Paris. En 1938, a été établie une *classification des maladies* plus logique que la seule classification des décès pour analyser les besoins en santé publique. L'*Organisation mondiale de la santé* (OMS) a été chargée en 1948 de fournir une *classification internationale des maladies* (CIM) remise à jour périodiquement : CIM-7 en 1955, CIM-8 en 1965, CIM-9 en 1975 et CIM-10 en 1992. Cette classification codée est l'instrument de travail obligatoire des médecins, des épidémiologistes et de tous ceux qui s'occupent dans le monde de problèmes sanitaires ou de politique de santé publique.

Mais cet instrument, aussi complet soit-il, ne donne pas une idée de l'état de santé des populations ni des déviances de celui-ci. Aussi l'OMS confie en 1980 à Philip Wood, entouré de toute une série de spécialistes internationaux, le soin de préparer un document au départ expérimental en prévoyant des révisions après une analyse sur le terrain. On y retrouve d'emblée les trois axes qui forment ce qu'on appellera la *trilogie de Wood* : les *déficiences* engendrées par des causes diverses, traumatismes, malformations génétiques, infections, tumeurs... ; celles-ci créent des perturbations fonctionnelles allant jusqu'à l'*incapacité* d'accomplir des tâches dans les différents domaines de la vie, le tout entraînant un *handicap,* considéré comme une résultante marquant le désavantage subi par la personne. Ce sera donc la *« Classification internationale des handicaps : déficiences, incapacités et désavantages »* soit CIH d'abord produite en anglais puis traduite et diffusée par la suite en 1983 par l'INSERM (Institut national de la santé et de la recherche médicale) et le CTNERHI (Centre technique national d'études et de recherches sur les handicaps et inadaptations). De très nombreux groupes internationaux de travail, y compris des organisations gouvernementales et non gouvernementales, ont été mis en place pour roder sur le terrain cette classification et proposer des modifications.

En 1995 a commencé une série de travaux visant à remodeler la première version de la CIH de façon à mieux cerner la notion de handicap mais aussi à percevoir l'état de santé d'une population. Cela a donné lieu en juin 1997 à la production par l'OMS d'un document expérimental dont la diffusion a été limitée à son réseau des professionnels chargés de son expertise. Intitulé *« Classification internationale des altérations du corps, des activités et de la participation ».* Considéré comme « un manuel des dimensions de l'invalidation et du fonctionnement ». On le connaît aussi sous le nom de projet Beta-1 qui avait été retenu pour les essais de terrain.

On voit que la terminologie a changé entre ces deux classifications. L'*invalidation* et le *fonctionnement* se rapportent à trois aspects fondamentaux : d'une part les *structures et fonctions corporelles,* d'autre part les *activités de la personne* et enfin la *participation à la vie sociale.* Cela caractérise, avec une connotation volontairement moins négative, ce qui touche au domaine de la santé avec des « altérations de fonction » et « altérations de structure » se référant plus particulièrement au *modèle médical* et avec « des activités » et non plus des incapacités et un degré de « participation » qui remplace la notion de handicap et a trait au *modèle social.* Ainsi cette classification est censée recouvrir « tout trouble en termes de changements fonctionnels associés aux problèmes de santé aux niveaux du corps, de la personne et de la société. Les problèmes de santé en tant que tels sont principalement classés dans la CIM alors que les conséquences associées à ces problèmes de santé sont classés dans la CIDIH » (autre appellation de la CIH pour Classification internationale des déficiences, incapacités et handicaps). Apparaît dans cette version l'importance du *facteur social ou sociétal* directement lié à l'environnement de la personne. Il est indiqué que les deux visions – *médicale* et *sociale* – sont complémentaires. On parle même d'approche *biopsychosociale* pour insister sur la nécessité d'une complémentarité et non d'une opposition du style thèse/antithèse.

La version finale adoptée en 2001 par la 54e Assemblée mondiale de la santé s'intitule *« Classification internationale du fonctionnement, du handicap et de la santé »* ou CIF/CIH-2. La terminologie s'y est encore affinée afin « de définir les composantes de la santé et certains éléments du bien-être relatifs à la santé. Les domaines couverts peuvent donc être désignés par les termes de domaine de la santé et domaines liés à la santé. Ils peuvent être décrits en prenant comme perspective la personne en tant qu'individu ou la personne en tant qu'être social, selon deux listes de base : 1 / les structures et fonctions organiques ; 2 / les activités et la participation. Le fonctionnement se rapporte à toutes les fonctions organiques, aux activités de la personne et à la participation au sein de la société d'une manière générale. Handicap sert de terme générique pour désigner les déficiences, les limitations d'activités et les restrictions de participation ». Cette ultime classification n'est donc pas réservée uniquement au handicap. Elle vise le large domaine de la santé. On peut y trouver largement détaillés les items suivants :

**Structure générale
de la *Classification internationale
du fonctionnement,
du handicap et de la santé* (CIF/CIH-2)**

Fonctions de l'organisme

Les fonctions organiques sont les fonctions physiologiques des systèmes organiques (y compris les fonctions psychologiques).

Les déficiences sont les problèmes des fonctions organiques ou des systèmes anatomiques, comme écart ou une perte importante.

Chapitre 1 : Fonctions mentales globales et spécifiques
Chapitre 2 : Fonctions sensorielles et douleur
Chapitre 3 : Fonctions de la voix et de la parole
Chapitre 4 : Fonctions des systèmes cardio-vasculaire, hématopoiétique, immunitaire et respiratoire
Chapitre 5 : Fonctions des systèmes digestif, métabolique et endocrinien
Chapitre 6 : Fonctions génito-urinaires et reproductives
Chapitre 7 : Fonctions de l'appareil locomoteur et liées au mouvement
Chapitre 8 : Fonctions de la peau et des structures associées

Structure corporelle

Les structures anatomiques désignent les parties anatomiques du corps, comme les organes, les membres et leurs composantes.

Les déficiences désignent des problèmes dans la fonction organique ou la structure anatomique, comme un écart ou une perte importante.

Chapitre 1 : Structure du système nerveux
Chapitre 2 : Œil, oreille et structures annexes
Chapitre 3 : Structures liées à la voix et à la parole
Chapitre 4 : Structures des systèmes cardio-vasculaire, immunitaire et respiratoire
Chapitre 5 : Structures liées aux systèmes digestif, métabolique et endocrinien
Chapitre 6 : Structures liées à l'appareil génito-urinaire
Chapitre 7 : Structures liées au mouvement
Chapitre 8 : Peau et structures annexes

Activités et participation

Une activité signifie l'exécution d'une tâche ou le fait pour une personne de faire quelque chose. La participation signifie le fait de prendre part à une situation de la vie réelle.

Les limitations d'activité désignent les difficultés qu'une personne peut rencontrer pour mener une activité. Les restrictions de participation désignent les problèmes qu'une personne peut rencontrer pour participer à une situation réelle.

Chapitre 1 : Apprentissage et application des connaissances
Chapitre 2 : Tâches et exigences générales
Chapitre 3 : Communication
Chapitre 4 : Mobilité
Chapitre 5 : Entretien personnel
Chapitre 6 : Vie domestique
Chapitre 7 : Relations et interactions avec autrui
Chapitre 8 : Grands domaines de la vie
Chapitre 9 : Vie communautaire, sociale et civique

Facteurs environnementaux

Les facteurs environnementaux constituent l'environnement physique, social et attitudinal dans lequel les gens vivent et mènent leur vie.
Chapitre 1 : Produits et technologie
Chapitre 2 : Environnement naturel et changements apportés par l'homme à l'environnement
Chapitre 3 : Soutiens et relations
Chapitre 4 : Attitudes
Chapitre 5 : Services, systèmes et politiques

Cette classification sous forme d'un long catalogue se veut un outil pour identifier et mesurer les déficiences et leur résultante – le handicap – dans un environnement particulier. Mais elle n'est pas très facile à manipuler et quand on voit la liste très longue des experts qui y ont travaillé, on ne peut guère s'étonner du manque parfois criant de cohérence, de la présence de définitions critiquables, d'oublis et de nombreuses répétitions.

En premier lieu, il convient de rappeler les principes de base et les définitions acceptées et utilisées par la communauté des *anatomistes* qui sont les spécialistes reconnus du corps humain. Les *cellules* ont des spécificités particulières qui permettent de les classer en différents types, ce qui est du domaine de la *cytologie*. Un groupement fonctionnel de cellules forme un tissu comme le tissu osseux, sanguin, musculaire, nerveux... ce qui est du domaine de l'histologie. Un groupement fonctionnel de tissus forme un organe comme le foie, la rate, l'estomac... ce qui est du domaine des anatomistes qui les ont décrits dans le détail avec des critères précis d'orientation dans l'espace permettant de retranscrire dans un code compréhensible les descriptions. Un groupement fonctionnel d'organes forme un appareil tel que l'appareil moteur, l'appareil respiratoire, l'appareil digestif, l'appareil urinaire... ou un *système* dont tous les composants sont identiques tel que le système nerveux ou le système immunitaire. Il n'a pas du tout été tenu compte dans la CIF de ces notions d'*anatomie générale* importantes pour un langage qui se veut universel.

Par ailleurs, *une fonction est directement et indissolublement liée aux organes qui la sous-tendent.* On observe une tumeur sur une corde vocale et obligatoirement la voix sera modifiée, voire disparue. Une altération de l'œil va se traduire obligatoirement par une modification de la vision fût-elle minime. Une atteinte de l'aire 4 motrice du lobe frontal du cerveau va se traduire par une paralysie d'un hémicorps. Il n'est donc pas pertinent de séparer les organes de la fonction qu'ils remplissent. Les déficiences sont l'expression d'un dysfonctionnement réversible ou d'une lésion permanente d'un organe ou d'un groupe d'organes et doivent être étudiées comme telles sans avoir besoin de séparer les fonctions et les structures ce qui alourdit le catalogue inutilement. Nous avons, dans le chapitre I consacré à la description anthropologique de l'homme, utilisé une classification en quatre grandes fonctions qui regroupent tous les organes, appareils et systèmes et que nous utiliserons par la suite pour étudier d'une manière plus détaillée les déficiences s'accompagnant de gênes fonctionnelles. Dans un autre registre, à propos de la participation, le CIF/CIH-2 parle de situation de la vie réelle : y aurait-il une vie irréelle ?

Dans la somme considérable de travaux et de comptes rendus de colloques, congrès et réunions diverses visant à discuter, critiquer et suggérer des modifications de cette classification CIF, on peut analyser trois contributions importantes et marquantes : le travail du sociologue américain Saad Nagi, le modèle québécois de production du handicap et les positions des médecins français de rééducation dont principalement Pierre Minaire et Claude Hamonet.

En 1965, *Saad Nagi* propose un modèle conceptuel qui sera adopté par les instances américaines de réadaptation (National Center on Medical Research in Rehabilitation). Il établit la distinction entre la pathologie, la déficience, la limitation fonctionnelle et l'incapacité désignée en anglais par *disability*. De ce fait, il attribue à la réadaptation le domaine des limitations fonctionnelles et des incapacités. Pour lui, le handicap est lié à des conséquences sociales plus qu'à des attributs personnels. Autrement dit, il n'y aurait pas de relations causales linéaires entre les limitations fonctionnelles et l'impact social exercé sur les activités et les rôles.

Les *travaux du réseau de recherche québécois* « sur les déterminants culturels et environnementaux des situations de handicap et de la participation sociale » ont été principalement initiés et développés par Patrick Fougeyrollas sous le contrôle de Marc-Adélard Tremblay, professeur d'anthropologie sociale. Celui-ci s'est particulièrement intéressé à une *approche holistique de la santé mentale* : « L'approche holistique est soucieuse de révéler l'essentiel des éléments qui produisent un phénomène donné ou un fait particulier, les relations que l'ensemble de ces éléments entretiennent entre eux, la dynamique de leurs interconnexions et leur insertion dans un ensemble plus vaste (une configuration culturelle, un système) qui leur confère une position relative et les rend signifiants. » Fougeyrollas parle des « habitudes de vie sociale », qui sont la réalisation des activités quotidiennes et des rôles sociaux, qui forment un cadre de référence pour l'utilisation d'une *approche globale biologique, psychologique et sociale*. Il analyse de façon originale et complète le *processus de production du handicap*. Il existe une interaction entre la *personne* caractérisée par ses variables personnelles : identité personnelle et socioculturelle, âge, sexe, déficiences, capacités/incapacités et l'*environnement* et ses *variables* : de l'organisation socio-économique (structure familiale, accès aux services, infrastructures publiques, revenu), des règles sociales et variables physiques (géographie, climat, accessibilité, technologie). Cette interaction retentit sur la réalisation des activités quotidiennes, domestiques et des rôles sociaux. Ainsi est mis l'accent sur l'obligation de ne pas prendre en compte dans la production du handicap, uniquement les facteurs médicaux caractérisant une atteinte pathologique d'une fonction biologique mais de les unir aux facteurs d'environnement de la personne qui donneront au handicap sa vraie valeur à un instant donné. En effet *le handicap n'est pas une carte d'identité ou une profession, mais un dysfonctionnement ou une gêne fonctionnelle face à une situation du moment.* Une aide technique appropriée ou une modification de l'environnement peut supprimer le handicap. Une personne en fauteuil roulant qui ne peut pas prendre un transport public dans lequel elle ne peut pas monter seule est handicapée. Elle ne l'est plus si le moyen de transport est rendu accessible. Une personne, qui avec l'âge a une baisse normale de l'accommodation visuelle, est handicapée si elle n'a pas ses lunettes pour lire un texte. Elle ne l'est plus dans cette situation particulière si elle porte ses lunettes de correction visuelle. On peut même aller plus loin en considérant que *nous sommes tous handicapés pour ou par quelque chose.* Aller aux États-Unis sans parler la langue anglaise est un handicap.

Pierre Minaire[1] a apporté avec son équipe de Saint-Étienne une contribution très importante à la classification des handicaps par un médecin rééducateur. Il a fait en 1984 une remarquable recherche sur le terrain en étudiant toute la population de *Saint-Cyr-sur-le-*

1. P. Minaire, La mesure d'indépendance fonctionnelle (MIF) : historique, présentation, perspectives, *J. réadapt. méd.*, 1991, 11, 168-174 ; P. Minaire, J. Cherpin, J. L. Flores. D. Weber, La classification des handicaps. Données actuelles, avantages et limites, *Encycl. méd. chir.*, Paris, 1991, 26006 A 10.

Rhône qui ne comporte que 532 habitants. L'idée forte est de démontrer que « le handicap est la confrontation entre l'incapacité du sujet, c'est-à-dire sa réduction fonctionnelle et la vie quotidienne. Le handicap ainsi envisagé n'est pas une constante, mais une variable dépendant de situations sociales vécues par le sujet ». Il parle donc de *handicap de situation.* Cette affirmation s'appuie sur son analyse d'une population dans son lieu de vie avec toute une série de tests basés sur des *microsituations* telles que se tenir debout, se lever et s'asseoir, monter ou descendre un escalier... ou des *macrosituations* comme aller à son travail ou à l'école. « Si l'évaluation de la déficience et de l'incapacité peut être réalisée de façon objective par des professionnels, celle du handicap passe obligatoirement par le recueil de données subjectives fournies par les intéressés eux-mêmes. » Il suggère également de parler de « satisfaction de vie » plutôt que de qualité de vie, « car ce dernier terme ne met pas assez l'accent sur l'appréciation des intéressés ». Cette conception du handicap a été approuvée par de nombreux pays. Cependant, il convient d'adopter un juste équilibre entre la déficience, qui marque une atteinte pathologique entraînant une gêne fonctionnelle et justifiant d'une compensation, et les situations environnementales très variables qui jouent tantôt un rôle d'obstacle, tantôt éventuellement un rôle de facilitateur, mais qui ne suppriment pas la déficience cause première du handicap.

Claude Hamonet du CHU Henri-Mondor de Créteil s'est également beaucoup intéressé au problème du handicap et a écrit de nombreux articles sur le sujet. Il préfère parler de « situations de handicap » plutôt que de handicap de situation. Ce choix scientifique touche à deux ordres différents d'approche du même phénomène. « Les situations de handicap sont des situations de la vie dans ses divers aspects : la vie quotidienne ou courante, la vie affective et familiale, la vie de loisirs incluant le sport, les études ou le travail, les activités sociales autres (milieu associatif par exemple). Ces situations varient selon le cadre et les habitudes de vie, les conditions climatiques, la culture et le niveau de bien-être social et bien entendu l'âge et le sexe. » Il considère quatre aspects comme facteurs à définir : le corps, les capacités, les situations de vie et la subjectivité. Il met ainsi l'accent sur le vécu émotionnel de la personne face à une déficience acquise ou à une situation de handicap. Ce ressenti subjectif devient un facteur spécifique à prendre en compte.

Au total, on retrouve continuellement les deux modèles médical et social avec le désir de les juxtaposer pour une synthèse équilibrée, donnant quelquefois la prédominance à l'un ou à l'autre aspect. Le dernier mot doit néanmoins rester à la personne handicapée, car c'est elle qui vit dans son corps et dans son mental une situation bien souvent très difficile à supporter.

Cela étant, dans le but d'apprécier un handicap soit pour l'indemniser soit pour suivre son évolution dans le temps, il est nécessaire de s'accorder sur des moyens de le mesurer.

III. – La mesure du handicap

La mesure du handicap est effectivement indispensable même si elle ne peut avoir une rigueur scientifique absolue. Les médecins de rééducation doivent établir un diagnostic à l'entrée des patients. Il ne doit pas être seulement un inventaire des lésions avec les méthodes modernes d'investigation dont nous disposons actuellement et en particulier l'imagerie (ultrasons, scanner et IRM) : il doit aussi tenir compte de la personne, de son mode de réaction, de ses capacités résiduelles, de sa culture, de son niveau social... Cette *personnalisation obligatoire des soins,* pas toujours parfaitement réussie, est la condition *sine qua non* pour un essai de récupération ou au moins pour une adaptation à une situation de vie nouvelle. Avoir des éléments de mesure permet aussi de comparer des cas cliniques et d'en suivre l'évolution. Une même lésion peut générer des comportements réactionnels différents en fonction de la personne. De même hors d'un contexte clinique de rééducation, deux personnes handicapées à déficience égale auront un vécu différent dépendant fortement de leurs conditions de vie. Celle à laquelle on a pu donner du travail aura une vie différente de celle qui reste confinée à la maison en regardant la télévision. Mesurer les déficiences et les capacités résiduelles a donc suscité de nombreux travaux avec la publication d'échelles de mesure variées plus ou moins validées par des centres cliniques. Pierre Calmels de l'École de Pierre-Minaire en a fait en 1996 une revue assez complète et Charles Fattal a apporté une contribution marquante pour l'évaluation du blessé médullaire.

1. **La mesure de l'indépendance fonctionnelle (MIF)**[1]. – Il s'agit de la version française de la FIM (Functional Independence Measure) utilisée en France depuis 1990 et développée aux États-Unis à partir de 1983 par Granger, Hamilton et leurs colla-

1. P. Calmels, La mesure de l'indépendance fonctionnelle (MIF) en France. Développement et utilisation, *Ann. réadapt. méd. phys.*, Paris, Elsevier, 1996, 39, 241-249.

borateurs « avec pour objectif de concevoir un *instrument reproductible et validé,* analysant la sévérité de l'incapacité aussi bien que le devenir après un traitement de rééducation ». Ce système d'évaluation comporte *18 rubriques avec six catégories* : les soins personnels, le contrôle des sphincters, la mobilité, la déambulation, la communication et la relation sociale. Il existe une échelle d'évaluation ordinale passée de 4 initialement à 7 gradations allant de l'indépendance complète (7) à la dépendance complète (1). L'accent est mis sur les activités essentielles de la vie quotidienne représentant ce que Katz appelle les *fonctions biologiques primaires.* Certains critères de validation de ces échelles de mesure ont été retenus : la juste mesure de la capacité/incapacité en tenant compte de l'environnement différent d'une institution et d'un lieu de vie, la mesure du devenir fonctionnel et l'adéquation aux caractéristiques classiques des échelles de mesure c'est-à-dire la sensibilité, la validité, la reproductibilité, la standardisation et le côté pratique et compréhensible.

Beaucoup de services hospitaliers ou de centres de rééducation l'ont utilisé, soit 47 établissements recensés en 1996. Il faut en moyenne une vingtaine de minutes pour réaliser la mesure. Des critiques ont été formulées quant au concept lui-même qui n'a pas prévu de hiérarchiser les rubriques et au mode d'utilisation pour des pathologies à évolution lente ou encore son inadéquation pour les affections rhumatologiques, orthopédiques et traumatologiques. Néanmoins cet outil a une valeur internationale qui permet des confrontations productives et une évaluation du *« désavantage vécu »* comme résultante en restant au plus près des conditions de vie des personnes handicapées.

2. **Handiscope, Handicapomètre et Index de Créteil**[1]. – Une étude par le groupe de Hamonet des orthèses de préhension pour patients tétraplégiques et des situations de handicap par barrières architecturales a conduit à créer un premier outil d'évaluation tridimensionnelle du handicap, le *Handiscope-Athena* comportant trois volets. Le *volet lésionnel* concerne « une altération ou anatomique ou biologique d'un organe pouvant aller jusqu'à sa disparition » avec une échelle ordinale de sévérité à trois niveaux et cardinale d'évolution à 4 niveaux. Le *volet fonctionnel* a trait aux « aptitudes ou capacités fonctionnelles qui sont l'ensemble des activités mentales ou physiques caractéristiques de l'être humain compte tenu de son âge et de son sexe ». Il y a 115 items répartis dans les fonctions suivantes : maintien et déplacement, modalités usuelles de déplacement, nombre de chutes, manipulation-préhension, contrôle des matières fécales et des urines, adaptation à l'effort physique, mastication, déglutition, olfaction, gustation, toux, protection cutanée, sexualité et procréation, sommeil, vigilance, communication (incluant audition et vision), fonctions intellectuelles, affectivité et comportement, douleurs, esthétisme image sociale, contrainte de soins. *Le niveau situationnel* regroupe l'ensemble des situations et habitudes de vie pouvant amener à une situation de handicap. Six *macrosituations* sont retenues : actes de la vie courante, vie affective, familiale et de proximité, loisirs-activités sociales non professionnelles, scolarité et formation, activités professionnelles, ce qui porte à un total de 136 items avec une échelle de 0 à 4. C'est une méthode qui, aux dires des auteurs, « permet des

1. C. Hamonet, Évaluation tridimensionnelle en réadaptation médicale, *J. réadapt. méd.*, Paris, Masson, 1991, 11, 3, 175-182.

développements ciblés sur des applications particulières », telles que le gérontoscope ou le lomboscope. Cependant cet instrument qui se veut simple d'utilisation nécessite de trente à soixante minutes avec un bon entraînement. D'où la création d'un *Handicapomètre* DAC (Dépendance-Autonomie-Capacité) avec les mêmes trois volets : les fonctions, les situations et habitudes de vie et les lésions avec une échelle de 0 à 4. L'*index de dépendance de Créteil* est calculé à partir de cette échelle. L'ensemble de cette démarche « constitue un progrès important au niveau de l'évaluation puisqu'elle permet de garder une vision globale de la personne humaine tout en fournissant suffisamment de détails sur son évaluation ».

Il est certain qu'il n'y a pas de solution simple pour des problèmes complexes et la multiplication obligatoire des items d'évaluation rend l'utilisation de ces instruments difficile et limitée bien souvent aux services où le chef a suffisamment d'autorité pour l'imposer à ses collaborateurs souvent faiblement motivés.

3. **La mesure du handicap chez le blessé médullaire.** – On doit à *Charles Fattal,* médecin de rééducation au Centre Bouffard Vercelli de Cerbères et au Centre Propara de Montpellier, une excellente mise au point des méthodes d' « évaluation des aptitudes fonctionnelles, du handicap et de la qualité de vie chez le blessé médullaire »[1]. L'analyse des nombreux outils d'évaluation, pour beaucoup anglo-saxons, montre qu'ils doivent répondre aux trois étapes importantes du parcours du blessé médullaire : la phase aiguë, subaiguë et chronique.

1. C. Fattal, C. Leblond, Évaluation des aptitudes fonctionnelles, du handicap et de la qualité de la vie chez le blessé médullaire, *Ann. réadapt. méd. phys.,* Paris, Elsevier, 2005, 48, 346-360.

Dans la *phase aiguë,* il importe de faire un diagnostic de niveau lésionnel, car celui-ci caractérise le profil clinique et en grande partie le pronostic fonctionnel : *tétraplégie* par lésion de la moelle cervicale touchant plus ou moins les quatre membres, *paraplégie* par atteinte de la moelle dorsolombaire. Le score ASIA (American Spinal Injury Association) moteur permet l'évaluation des muscles clés par la cotation MRC (Medical Research Council).

À la *phase subaiguë,* il est nécessaire de faire un bilan plus précis des atteintes musculaires et de l'apparition d'un automatisme médullaire qui traduit la perte du contrôle central sur les muscles sous-lésionnels et les réservoirs pelviens, vessie et rectum. La cotation MRC reste utilisable mais le recours pour les tétraplégiques à la classification de Giens structurée en dix groupes en fonction des muscles présents est plus utile en particulier pour les indications chirurgicales.

À la *phase chronique,* le tableau clinique est presque stabilisé et un bilan plus précis peut être établi sans tenir compte des facteurs d'environnement à seule fin de bien identifier les déficiences motrices et les gênes fonctionnels. Deux fonctions prédominent : la préhension et la marche.

Les perturbations fonctionnelles de *la préhension* touchent essentiellement le tétraplégique. Il faut évaluer systématiquement chaque muscle et chaque articulation en notant les capacités restantes, le degré de spasticité par le score d'Ashworth et la sensibilité discriminative cutanée comme y avait insisté *Eric Moberg,* chirurgien de la main, d'autant que nous avons vu précédemment le rôle important de la peau comme goniomètre des segments corporels. De nombreux systèmes de mesure existent et sont utilisés dans les centres comme le *test de Sollerman* sur l'utilisation des huit types de prise codifiés, le *CUE* (Capabilities of Upper Extremity Instrument) associant 15 tâches monomanuelles et bimanuelles ou le *GRT* (Grasp Release Test) explorant la manipulation unilatérale de six objets.

La marche concerne essentiellement les patients paraplégiques avec deux outils principaux d'évaluation : le *WISCI* (Walking Index for Spinal Cord Injury) mis au point par une équipe italienne et américaine et validé par une étude multicentrique positive et le *SCI-FAI* (Spinal Cord Injury Functional Ambulation Inventory) axé sur trois aspects de la marche : les paramètres spatiaux, l'utilisation d'aides et la vitesse de marche. Les moyens instrumentaux d'analyse de la marche qui s'enrichissent en permanence par de nouvelles techniques et de nouveaux instruments sont utilisés dans certains centres, mais leur coût et l'intervention obligatoire d'une équipe technique en réduisent considérablement l'usage.

Pour des bilans plus généraux, le MIF a été utilisé avec succès ainsi que l'*index de Barthel* bien que celui-ci ait été surtout employé pour les hémiplégiques. Le *SCIM* (Spinal Cord Independence Measure) s'applique à tous les blessés médullaires en couvrant quatre domaines fonctionnels : les soins personnels, la respiration, le contrôle sphinctérien et la mobilité avec 16 items qui couvrent bien toutes les aptitudes fonctionnelles et représente actuellement un des outils de référence. La mesure du handicap en interaction avec les facteurs d'environnement peut se faire soit avec des grilles de situation de handicap concernant toutes les habitudes de vie, soit avec des questionnaires à remplir par les patients explorant la qualité de vie comme le *MOS SF36* (Medical Outcome Study

Short Form 36) comportant 36 items répartis en *huit dimensions* : activité physique, activités liées à l'état physique, santé perçue, vitalité, vie et relations avec les autres, limitations liées à l'état psychique, santé psychique. Une nouvelle version à 12 items a été utilisée avec succès.

Il existe donc une *pluralité de tests analytiques et fonctionnels* qui mettent aussi en lumière la nécessité de bien corréler les bilans faits en centre avec du personnel expérimenté et la réalité de la vie des patients retournés au domicile. De toute façon, « l'objectif est d'améliorer la prestation de soins proposée et surtout de l'articuler avec les attentes du patient confronté à sa nouvelle vie[1] ».

IV. – Vers une approche synthétique simplifiée

Comme on peut facilement le constater, tant le polymorphisme du handicap que la multitude des classifications et des évaluations rendent difficile une vision synthétique des problèmes. Pour tenter une synthèse didactique, on peut analyser chaque facteur en cause et essayer de lui donner une juste pondération.

Le facteur le plus important est la personne elle-même. C'est à elle que tout doit être ramené en sachant bien que tous les humains sont différents et qu'ils ont des modes de réaction variables face aux événements de la vie. Certains veulent se battre, d'autres se résignent. Cet aspect individuel du comportement face à une situation nouvelle handicapante est celui qui domine quand, comme médecin, on a en face de soi une personne avec des déficiences et des gênes

1. *Ibid.*

fonctionnelles ou quand on voit cette personne dans la rue, au restaurant, dans l'autobus... ou quand on vit avec elle. On a beaucoup écrit sur « le regard des autres » et un de ceux qui l'a le mieux analysé est sans doute *Robert Murphy*[1], professeur d'anthropologie à Columbia University devenu paraplégique. Il est très difficile de s'habituer au « corps diminué » qui échappe à la norme et à la façon dont les autres le perçoivent. « Vivre sa différence » n'est facile que dans les livres.

Ce poids du regard des autres est accentué par le fait que le *fauteuil roulant* est devenu le *symbole international du handicap*. Bien sûr, cela a permis de réserver des places de parking ou des sièges dans les transports publics et de prévoir des toilettes spécialement aménagées. Mais ce symbole utile est en même temps « stigmatisant ». Voir une personne en fauteuil fait immédiatement penser au handicap, ce qui génère deux types de réaction : soit le *rejet* qui est l'expression de la peur du handicap, soit la *surprotection* qui est un mélange de pitié et de compassion. Les deux sont mal ressentis par les personnes handicapées. L'important est la personne et pas le fauteuil avec sa charge symbolique forte. Il est difficile mais hautement souhaitable d'avoir avec ces personnes une *communication naturelle* comme celui avec des personnes sur pied ou comme s'il n'y avait pas le fauteuil. Celui-ci n'a jamais rendu ni plus bête ni plus intelligent. Le poids de ce symbole fait aussi que des cardiaques souvent plus handicapés que des paraplégiques ne se sentent pas faire partie de la communauté des personnes handicapées, ce qui leur permet d'échapper à ces réactions sus-nommées.

1. R. F. Murphy, *Vivre à corps perdu*, Paris, Plon, 1987.

Le *polymorphisme du handicap* crée des situations de vie complètement différentes. Un *sujet jeune* qui, en quelques minutes d'un accident de moto, devient paraplégique ou un autre qui en plongeant dans une eau peu profonde devient, dans le même temps court, tétraplégique, vivent des situations de handicap très différentes de celles de la *personne âgée* en fin d'existence qui accumule les déficiences dues normalement à l'âge : baisse de la vue et de l'audition, douleurs polyarticulaires, misères sphinctériennes, masque ridé et tâché, image corporelle dégradée... Un *enfant né avec une malformation* modifiant profondément son mode de vie possible ou avec une déficience mentale sévère doit être pris en charge dès le départ par sa famille qui subit elle aussi bien souvent les réactions sociales perverses de rejet ou de surprotection. Toutefois la fréquentation à l'école de ces enfants déficients a une valeur énorme de formation pour les autres enfants qui apprennent à connaître et à respecter le handicap.

Il n'y a donc pas d'approche univoque du handicap. Par ailleurs la tendance au regroupement défensif des catégories différentes de handicap explique la *multiplication impressionnante des associations* qui finalement se fréquentent peu. Les malentendants profonds ont tendance à s'isoler derrière leur culture et leur langage des signes, ce qui les pousse à refuser la compensation possible par des techniques de restauration de l'audition comme les implants cochléaires. Les malvoyants se réunissent rarement avec les personnes handicapées moteurs.

Pour bien faire, il faudrait finalement considérer que les 10 % de la population française qui font partie des personnes avec handicap représentent le pourcentage normal de déficiences acceptable compte tenu des conditions de la vie moderne.

Au total, on peut résumer les données du problème de la façon suivante :

- le *cahier des charges* de l'homme peut être modifié, soit par des malfaçons présentes à la naissance, soit par des accidents survenant au cours de l'existence, soit par des maladies, soit par des altérations des organes survenant normalement avec l'âge ;
- cela entraîne des *déficiences* identifiables dans les quatre grandes fonctions gérées par le système nerveux : la mobilité, la communication, la maintenance biologique et le kit de survie. Ces déficiences changent plus ou moins les *capacités* d'action de la personne en créant des *gênes fonctionnelles* spécifiques ;
- la *personne* avec ses déficiences et avec ses caractéristiques propres (caractère, personnalité, profil psychologique et culturel, niveau social, âge, sexe) subira une *difficulté existentielle* liée directement à l'*environnement* variable dans lequel elle se trouve à un *moment donné*. Le *handicap* est ainsi toujours lié à une *situation déterminée*.

Il ressort donc de ces définitions que *le handicap n'est pas une carte d'identité* ou une carte d'adhérent à un groupe social particulier. C'est une situation souvent difficile à assumer par une personne qui ne saurait se réduire à ses déficiences organiques et garde, malgré celles-ci, une personnalité originale. De plus, sans qu'il soit le seul responsable du handicap, l'environnement joue un rôle capital et son changement peut quelquefois atténuer ou même supprimer totalement le handicap.

Il y a enfin *différentes visions du handicap*. C'est d'abord celle de la *personne handicapée* qui s'efforce de vivre au mieux avec son handicap. Puis il y a la *communauté médicale* au sens large : médecins, chirurgiens, infirmières, kinésithérapeutes, ergothérapeutes, psychologues qui donnent le meilleur de ce qu'ils savent faire pour améliorer les conditions de vie des personnes handicapées, mais qui sont souvent poussés à valoriser leur savoir-faire avec des publications et des effets d'école. Il y a aussi les « fouilleurs d'âmes », *analystes professionnels de la psyché et du social,* qui théorisent et créent des concepts pour tenter d'expliquer des comportements, des régressions et des sublimations. Il y a tous les *administratifs* et les *experts* qui, dans les ministères et les « organismes institutionnels », sécrètent du papier et élaborent les programmes de demain. Il y a les *marchands d'appareils* en tout genre qui vivent du handicap et de la générosité hypercontrôlée de la Sécurité sociale. Il y a enfin des *exploitants du handicap* qui savent habilement jouer sur le registre de la compassion pour récolter des fonds au nom de la solidarité. Tout ce monde hétéroclite, c'est cela l' *« homme handicapé »*.

Chapitre III

LE CATALOGUE DES DÉFICIENCES

Les catalogues sont faits pour permettre d'y trouver toutes les catégories d'un type de produit avec sa description. Celui-ci se propose d'inventorier tous les types de déficiences en utilisant la classification en quatre fonctions présentée dans le chapitre I : mobilité, communication, maintenance biologique et kit de survie. Une *description compréhensible* y sera accolée avec des *informations épidémiologiques*[1] donnant une idée de leur importance relative.

Grâce à l'enquête HID (handicap-incapacités-dépendance) de l'INSEE (Institut national de la statistique et des études économiques), réalisée d'octobre 1998 à fin 2001 sur 35 000 personnes handicapées dont 15 000 vivant en institution, nous avons une vision d'ensemble du handicap en France permettant de bâtir une politique cohérente. Il y a près de *12 millions de personnes* ayant une ou plusieurs déficiences. En *domicile ordinaire,* 40 % des personnes déclarent au moins une déficience avec seulement 25 % chez les moins de 40 ans et 75 % chez les 60 ans et plus. En *institution,* 98 % ont au moins une déficience surtout intellectuelle ou mentale.

Bien entendu ce catalogue n'est pas une classification complète des handicaps car nous avons vu qu'à égalité de déficience, le handicap, c'est-à-dire la gêne

1. C. Brouard, *Le handicap en chiffres,* CTNERHI, 2004.

rencontrée dans une situation déterminée à un moment donné, peut ne pas être la même en fonction des caractéristiques réactionnelles des personnes concernées et de la nature de l'environnement. Des notions médicales appartenant plus à la CIM (classification internationale des maladies) qu'à la CIF seront incluses pour une meilleure compréhension de l'origine des déficiences, néanmoins *ce catalogue n'est pas un traité de médecine.*

I. – Les déficiences de la mobilité

Elles touchent plus de *3 millions de personnes handicapées.* Elles ont trait aux os, aux articulations, aux muscles et au contrôle moteur.

1. Déficiences d'origine osseuse.

A) *Les fractures.* – Elles peuvent se produire sur tous les segments corporels. Elles sont ou *fermées* avec ou sans déplacement ou *ouvertes* avec lésions cutanées. Elles créent une déficience avec incapacité en cas de *mauvaise réparation* par plâtre ou ostéosynthèse chirurgicale, entraînant un défaut de soudure appelé *pseudarthrose* ou une *désaxation.* Touchant le crane ou les vertèbres, elles peuvent s'accompagner de lésions du système nerveux.

B) *Les anomalies osseuses.* – Elles peuvent être réparties en trois grands types :

- les *troubles de la croissance* des membres par anomalie des cartilages de conjugaison assurant la croissance en longueur : l'*achondroplasie* donnant des personnes avec un tronc de longueur sensiblement normale mais des membres supérieurs et inférieurs courts (nanisme) ;

– les *infections osseuses* dites ostéomyélites dues principalement à un foyer infectieux avoisinant dans 50 % des cas ou à un germe migrant par voie sanguine dans 20 % des cas. En devenant chroniques, elles peuvent créer une déficience ;
– l'*ostéoporose* qui fragilise les os, en particulier les vertèbres, et peut favoriser l'apparition de fractures. Elle est en rapport avec des facteurs endocriniens, nutritionnels et génétiques.

2. **Déficiences d'origine articulaire.** – Elles créent *des limitations de mouvement* la plupart du temps *douloureuses* et invalidantes. Elles appartiennent au domaine de l'*arthrose,* qui est une dégénérescence des composants articulaires et en particulier du cartilage entraînant des déformations des surfaces articulaires. La hanche et le genou sont le plus fréquemment atteints. Le *rhumatisme articulaire aigu* avec le risque d'atteinte des valvules cardiaques, la *polyarthrite rhumatoïde* pouvant toucher toutes les articulations et la *spondylarthrite ankylosante* agissant sur le rachis sont les principales manifestations cliniques.

3. **Déficiences d'origine musculaire.** – La réduction de volume du muscle entraîne une *amyotrophie* qui peut être totale comme dans la *poliomyélite* dont le virus détruit les neurones moteurs de la moelle sans toucher aux neurones sensitifs laissant la sensibilité intacte. Le muscle peut être atteint directement dans les *myopathies* d'origine génétique.

4. **Déficiences dues au contrôle moteur.**

A) *Les paralysies.*

a) D'origine cérébrale. La cause principale est l'*accident vasculaire cérébral* (AVC) : un vaisseau cérébral se bouche (thrombose) ou saigne (hémorragie) entraînant une nécrose d'une partie d'un hémisphère cérébral qui donne une paralysie de la moitié du corps opposée *(hémiplégie)*. On dénombre 120 000 cas/an.

La *paralysie faciale* en plus du préjudice esthétique et de la perturbation du langage crée un risque pour la cornée par suppression du clignement palpébral.

L'*infirmité motrice d'origine cérébrale* (IMOC) touche des enfants à la naissance surtout par anoxie cérébrale avec séquelles motrices et/ou mentales.

b) D'origine médullaire. Il s'agit alors d'une *lésion* soit de la *moelle cervicale – tétraplégie* avec atteinte des 4 membres le plus souvent incomplète (surtout C5) –, soit de la *moelle dorsolombaire – paraplégie* avec perte de la motricité et de la sensibilité des membres inférieurs et troubles sphinctériens en fonction du niveau de la lésion et de son importance. Il y a en France 30 000 paraplégiques et 7 000 tétraplégiques.

La *malformation rachidienne* de type spina bifida entre également dans cette catégorie.

B) *Les mouvements anormaux.* – Il s'agit de tremblements et/ou rigidité dans la *maladie de Parkinson,* des mouvements incontrôlés dans la *Chorée de Huntington,* des tics et mouvements involontaires dans la maladie de *Gilles de la Tourette*.

C) *Les instabilités posturales.* – Elles sont essentiellement d'origine *vestibulaire* ou *cérébelleuse* avec tremblement intentionnel, c'est-à-dire au début de l'action.

5. **Déficiences dues aux amputations.** – Elles peuvent toucher tous les segments de membre. Les *amputations de la main* par *agénésie congénitale* doivent être appareillées seulement à la demande de l'enfant avec

des prothèses esthétiques. Celles *post-traumatiques* sont principalement d'un seul côté avec une compensation par la main restante à développer, compte tenu de la faible valeur fonctionnelle des prothèses. Les *amputations du membre inférieur* d'origine traumatique ou vasculaire doivent être appareillées ce qui réduit la déficience.

II. – Les déficiences de la communication

1. Les entrées sensorielles.

A) *La vision.* – Il y a plus de 900 000 déficients visuels en France aujourd'hui.

L'OMS a codifié en *cinq catégories* les déficiences visuelles :

I : acuité visuelle corrigée < 3/10 et > 1/10 avec champ visuel (CV) d'au moins 20 ;
II : < 1/10 et > 1/20 ;
III : < 1/20 et > 1/50 et CV entre 5 et 10 ;
IV : < 1/50, perception lumineuse et CV < 5 ;
V : cécité absolue sans perception lumineuse.

Les catégories I et II correspondent à l'*amblyopie* et I à IV à la *malvoyance* (1 Français sur 100).

Les lésions peuvent toucher tous les relais de la chaîne visuelle allant de la rétine au cortex occipital. Les plus fréquentes se trouvent au niveau de l'*œil* sous forme d'une *baisse d'acuité* :

- par atteinte du *système optique* avec principalement *opacification* de la *cornée* d'origine traumatique ou infectieuse (trachome) ou du *cristallin* (cataracte). La *presbytie* est l'usure normale de l'accommodation avec l'âge. Les *aberrations optiques* (myopie, astigmatisme) corrigées par des lunettes suppriment

la déficience (plus de 25 millions de porteurs de lunettes en France) ;
- par atteinte de la *rétine* : *décollement, glaucome* (hyperpression intra-oculaire), *maladies métaboliques* (rétinopathie diabétique) ou *dégénératives* comme la *dégénérescence maculaire liée à l'âge (DMLA)* et la *rétinite pigmentaire* qui réduit progressivement l'acuité et le champ visuel ;
- par atteinte des *muscles oculaires* : diplopie par paralysie avec *strabisme.*

La *cécité congénitale* est une déficience importante qui prive de vision dès la naissance. La personne non voyante n'a pas de bibliothèque visuelle dans le cerveau et doit utiliser une communication par voie auditive ou tactile. La prévalence de la cécité est estimée à 1,9/1 000.

B) *L'audition (les malentendants). – Ils sont 7 millions de déficients auditifs* classés selon l'importance de la perte auditive en dB (décibel, unité de mesure de l'intensité sonore).

Les déficiences de l'audition peuvent être *profonde* (supérieure ou égale à 90 dB), *sévère* (71 à 90, parole non perçue), *moyenne* (41 à 70, parole normale), *légère* (20 à 40, identification faussée de la parole).

Elles sont principalement en rapport avec l'*oreille externe* (méat acoustique externe et tympan), *moyenne* (osselets : marteau, enclume, étrier) et *interne* (cochlée). On peut distinguer :
- la surdité de *transmission* par atteinte du tympan et de la chaîne ossiculaire : otites chroniques, *otospongiose,* malformations ;
- l'atteinte de la *cochlée* : *presbyacousie,* normale avec l'âge comme la presbytie, avec modification de l'*au-*

diogramme et difficulté de comprendre un interlocuteur dans une ambiance bruitée. Les *acouphènes* ou *tinnitus* sont des sifflements et bourdonnements d'oreille ne correspondant pas à des sons réels. Ils sont annonciateurs d'une souffrance de l'oreille et/ou des voies auditives.

Les *malformations congénitales* sont mieux identifiées aujourd'hui grâce à l'imagerie moderne.

Les *sourds profonds* (120 000) non appareillables peuvent utiliser la LSF (langue des signes française, 115 000 pratiquants) avec la lecture labiale et éventuellement bénéficier d'un implant cochléaire.

– la surdité de *perception* par atteinte des voies auditives rétrocochléaires et centrales : noyaux cochléaires, colliculus inférieur, cortex temporal, qui sont exceptionnelles.

C) *L'olfaction.* – Elle est en général associée au goût. La suppression de l'olfaction *(anosmie)* peut être un effet des traumatismes crâniens de l'étage antérieur de la base du crâne ou de tumeurs du rhinencéphale olfactif.

D) *L'entrée tactile.* – L'absence de sensibilité *(anesthésie)* supprime la goniométrie articulaire. Les sensations anormales (fourmillement, picotement) ou les sensations exacerbées souvent douloureuses *(hyperesthésie)* marque une atteinte neurologique.

2. **Les sorties expressives.** – Les déficiences du *langage*[1] se traduisent par des perturbations de l'émission vocale soit partielles *(dysphasies)* ou totales *(aphasie)*

1. *Les troubles de l'évolution du langage chez l'enfant. Guide pratique,* Ministère de la Santé et des Solidarités, Société française de pédiatrie, 2007.

touchant l'articulation des mots *(anarthrie)* ou la compréhension du langage, ou encore les deux. La difficulté de lire est l'*alexie,* de calculer l'*acalculie* et d'écrire l'*agraphie*. Les troubles s'observent chez l'*enfant* au cours du développement ou chez l'*hémiplégique,* chez les personnes ayant des séquelles de *traumatismes crâniens* ou atteints par certaines *tumeurs.* Le *bégaiement* est une déficience mineure améliorable par l'orthophonie.

3. **Les fonctions psychiques : le mental.** – C'est la « boîte noire cérébrale » qui gère toute la pensée avec des possibles déficiences multiples créant le handicap mental (3,4 millions de personnes en France).

A) *La mémoire.* – La perte de la mémoire peut toucher les faits anciens *(amnésie rétrograde)* ou récents *(amnésie antérograde)*. La perte de mémoire est le premier signe de la *maladie d'Alzheimer* (700 000 personnes) qu'il faut distinguer des *démences séniles*. Les troubles de mémoire sont fréquemment associés à des difficultés de l'attention dans les séquelles de traumatismes crâniens.

B) *La conscience.* – Les troubles de la conscience s'observent dans les *comas* post-traumatiques, postinfectieux ou thérapeutiques. La perte de conscience (syncope) peut être brève ou prolongée comme dans l'*épilepsie*.

C) *Les déficiences de l'intelligence.* – La *déficience mentale* peut se traduire par une arriération ou débilité mentale classée en fonction du QI (quotient intellectuel) en harmonique (50-69), dysharmonique (35-49), avec polyhandicap (20-34) ou avec démence (< 20). Elle peut s'accompagner de troubles psychomoteurs et du langage parlé et/ou écrit, de la lecture et du calcul. L'origine est multiple, mais surtout *génétique* (trisomie 21 ou mongolisme).

D) *Les déficiences du comportement social*[1].

a) En rapport avec des maladies mentales, elles se répartissent en deux grandes catégories :

- les *psychoses aiguës ou chroniques* (bouffées délirantes, maniaco-dépressives, schizophréniques, confusion mentale...). L'*autisme* qui touche des enfants et des adultes avec des comportements violents difficilement gérables par la famille mériterait un effort plus important pour un traitement plus spécifique ;
- les *névroses aiguës ou chroniques.*

b) En rapport avec des troubles de la personnalité, il peut s'agir de :

- *déséquilibres caractériels ;*
- *perversions ;*
- *dépression avec idées suicidaires ;*
- *impulsions et agressivité ;*
- *schizoïdie et schizotypie.*

III. – Les déficiences de la maintenance biologique

1. **Cœur, vaisseaux et sang.** – Chaque année, les maladies cardiovasculaires sont la cause de *200 000 décès* (seconde cause de décès avec 34 %).

Toutes les maladies cardiaques peuvent engendrer des déficiences à l'origine d'handicap, dont :

- l'*insuffisance cardiaque* gauche ou droite avec débit cardiaque inférieur aux besoins. Elle entraîne une

1. R. Liberman, *Handicap et maladie mentale,* Paris, PUF, « Que sais-je ? », 2003.

dyspnée à l'effort ou au repos gênant les activités. Elle peut être associée à des complications du type œdème aigu pulmonaire (OAP) ;
- l'*angor ou angine de poitrine* due aux *artères coronaires* (spasmes) avec crises douloureuses et possibilité d'évolution vers l'*infarctus* du myocarde (thrombose coronaire) ;
- les *cardiopathies congénitales* qui concernent 8 enfants sur 1 000 naissances. Pour 10 % d'entre elles, un facteur génétique est identifié ;
- les *cardiopathies valvulaires* sous forme d'insuffisance ou de rétrécissement touchant la valvule *mitrale* (ventricule gauche), *tricuspide* (ventricule droit) ou *aortique* ;
- l'*hypertension artérielle* (> 14/9) chez 15 % de la population.

D'autres déficiences sont d'origine essentielle, rénale ou endocrinienne :

- les *troubles du rythme cardiaque* : soit *tachycardies* (> 90/mn) d'origine sinusale ou ventriculaire, soit *extrasystoles* avec gêne ;
- les *artériopathies des membres* : *thrombose artérielle* des membres inférieurs avec crampes douloureuses et limitation de la marche ;
- les *maladies sanguines* : principalement les *leucémies* lymphoïde chronique ou myéloïde chronique la plus fréquente.

2. **L'appareil pulmonaire.** – L'*asthme* crée une gêne à l'effort. L'*insuffisance respiratoire chronique* de cause diverse peut nécessiter une ventilation assistée au domicile.

3. **L'appareil digestif.** – *Toute pathologie douloureuse* du tube digestif (œsophagite, ulcère d'estomac,

colite) est génératrice d'handicap. La *colostomie* (« anus artificiel ») pour interruption de la voie colorectale nécessite des soins particuliers.

4. **L'appareil urinaire.** – Hormis les troubles invalidants de l'*incontinence urinaire* en rapport avec un dysfonctionnement des sphincters, l'*insuffisance rénale chronique* nécessite une épuration soit par *dialyse péritonéale* soit par *hémodialyse* par rein artificiel.

IV. – Les déficiences du « kit de survie »

1. **Perturbations des conduites alimentaires**[1].

A) *L'anorexie mentale.* – Elle touche 0,5 % des 12-20 ans. Il s'agit d'une restriction alimentaire volontaire puis incontrôlée qui entraîne l'amaigrissement et l'aménorrhée chez la jeune fille.

B) *La boulimie.* – Les crises d'ingestion alimentaire excessive avec poids normal (vomissements induits, laxatifs) ou avec surpoids concernent de 2 à 5 % des 12-20 ans. La boulimie est la cause majeure de l'*obésité.*

2. **Perturbations de l'activité sexuelle.** – Hormis les dysfonctionnements de l'appareil sexuel (malformations, troubles de l'érection, vaginisme...), les *conduites perverses dangereuses* comme la pédophilie ou l'agressivité avec viol et crime sont un *handicap social* à traiter.

1. K. Bernfeld, *Déjouer les troubles alimentaires. Obésité, anorexie, boulimie,* Paris, Librio, 2007.

3. **Perturbations du système immunitaire.** – La déficience du système de défense immunitaire ouvre la porte à tous les types d'infection.

Le *sida* (syndrome d'immunodéficience acquise) dû aux virus *VIH* (virus de l'immunodéficience humaine) avec 40 millions de séropositifs dans le monde et 3 millions de morts en 2001 crée, durant la maladie qui survient toujours avec un temps de latence plus ou moins long, des *handicaps multiples.*

Les *maladies auto-immunes* comme la *polyarthrite rhumatoïde* ou la *sclérose en plaques* (sclérose multiple) qui crée des troubles neurologiques par démyélinisation dans le cerveau et la moelle d'apparition progressive avec périodes de rémission sont également génératrices de handicaps.

4. **Perturbations du système endocrine.** – Les *dysfonctionnements hypophysaires* (tumeur, anomalies génétiques) surtout de la partie antérieure (adénohypophyse) peuvent créer des *nanismes* ou *gigantismes* (acromégalie), des atteintes *thyroïdiennes, ovariennes* ou *testiculaires.* La déficience du *pancréas endocrine* (insuline) peut donner une forme de diabète sucré.

5. **Les douleurs chroniques.** – La douleur qui n'est plus un signal d'alarme pour la protection territoriale devient un réel handicap perturbant toute forme d'activité et nécessitant une *stratégie anti-douleur,* soit pharmacologique, soit chirurgicale.

Toutes les déficiences peuvent créer des modifications des capacités d'action dans une situation déterminée à un moment précis. Le handicap qui s'ensuit est fonction de la personne, de son environnement et des moyens de compensation mis à sa disposition, qui peuvent réduire de façon plus ou moins importante la *gêne existentielle*. Si la liste des déficiences a une forte connotation médicale, elle n'est donc pas suffisante pour étudier le cas d'une personne en situation de handicap, car il faut ajouter la dimension sociale sous toutes ses formes.

Chapitre IV

POLITIQUES D'ASSISTANCE JURIDIQUE ET SOCIALE POUR LES PERSONNES HANDICAPÉES

En revenant brièvement sur l'historique, on doit noter les points suivants :

– Pendant très longtemps, les personnes considérées dans la société comme « hors normes » ont été isolées et même enfermées sans distinguer celles qui avaient une infirmité motrice ou sensorielle de celles qui avaient un comportement asocial, voire pathologique. Les *grandes épidémies* comme la peste, le choléra et plus tard la lèpre et la tuberculose ont engendré des réactions de *peur collective* de la contagion qui ont renforcé l'enfermement. La médecine n'avait pas à cette époque les armes nécessaires pour prévenir avec des *vaccins* ou traiter efficacement avec en particulier des antibiotiques d'apparition très récente, tous ces patients rejetés par la société. Après la Seconde Guerre mondiale, la situation a progressivement évolué dans le bon sens. Les *sanatoriums* ont actuellement pratiquement tous disparus pour faire place le plus souvent à des centres de rééducation. La *psychiatrie* s'est largement ouverte sur la société en réduisant les internements. L'épidémie inquiétante du *sida* n'aboutit pas à l'isolement des séropositifs (dans les pays occidentaux en tout cas) mais au contraire à leur reconnaissance et à leur protection sociale avec des campagnes de prévention et de collecte de dons pour la recherche. Cette tolérance sociale s'inscrit dans le *« droit à la différence »* et l'actuelle obsession de la non-discrimination pour le sexe, l'âge, la race, la culture, la religion et l'état de santé (loi 90-602 du 12 juillet 1990). Cela montre à l'évidence l'énorme progrès du comportement social vis-à-vis du handicap, qui est de plus en plus accepté, peut être aussi parce qu'il peut toucher tout le monde.

– Le second point déjà évoqué précédemment est le rôle « bénéfique » des *guerres*. Celles-ci sont bien souvent l'expression du marquage territorial limbique qui vise à s'opposer à toute incursion ou invasion territoriale. Elles sont de plus en plus vulnérantes de par la nature des armes de destruction, ce qui laisse après la victoire d'un des belligérants une somme énorme de blessés et de mutilés qu'il faut soigner et entretenir pendant de nombreuses années. Le législateur s'y est donc intéressé en créant par exemple la loi du 26 avril 1924 obligeant les entreprises à recruter des mutilés de guerre. Le ministère des Anciens Combattants a établi en 1919 un *barème* d'évaluation des handicaps subis par les victimes de guerre pour calculer le montant d'une pension d'invalidité. Malheureusement la Seconde Guerre mondiale, survenue vingt et un ans après, va encore augmenter le nombre des pensionnés en donnant à ce ministère un rôle prédominant – qu'il a toujours en grande partie à notre époque – pour l'attribution des appareillages. Dans ce contexte de valorisation de l'héroïsme de guerre, la mutilation devient un symbole fort et une sorte de drapeau montrant la bravoure et la générosité. Le président de la très puissante Veterans Administration américaine regroupant des millions d'anciens combattants, dans les années 1970 se présentait toujours en public sans prothèses pour sa triple amputation subie pendant la guerre du Vietnam alors que ses services d'appareillage étaient les meilleurs du monde.

Parallèlement le développement de l'*industrie* a été à l'origine de toute la *législation du travail et des accidents du travail* avec, par exemple, la loi du 2 août 1949, visant à aider par une allocation de compensation la réinsertion des grands infirmes travailleurs ou celle du 23 novembre 1957 reconnaissant le statut de *travailleur handicapé,* instaurant un quota de 10 % de priorités d'emploi, définissant le *travail protégé* et créant le conseil supérieur pour le reclassement professionnel et social des travailleurs handicapés. Elle sera complétée par l'importante loi du *10 juillet 1987 obligeant les entreprises de plus de 20 salariés à employer 6 % de travailleurs handicapés à temps plein ou partiel.*

– Le troisième phénomène important est la *montée en puissance progressive des associations de défense des personnes handicapées.* On doit se rappeler que *Valentin Haüy* en 1875 a ouvert à Paris à ses frais la première école pour les jeunes aveugles qui existe toujours et fait un travail remarquable. La bien connue *Association des paralysés de France* (APF) a été créée en 1939 et reste une association très active et très écoutée des milieux politiques. Cette prolifération des associations (plus de 300) est un levier puissant d'action avec même des manifestations publiques dans la rue comme celle par exemple de l'APF du 23 octobre 1982 pour une meilleure accessibilité des locaux publics ou celle de l'UNAPEI (Union nationale des parents d'enfants inadaptés) durant leurs assises annuelles à Bourges en 1983. Paradoxalement ces actions qui se multiplient de plus en plus sont évidemment nécessaires mais peuvent avoir un effet pervers en gênant la banalisation du handicap et à sa réelle « naturalisation » au sein de la société.

Le résultat positif est en fait que le handicap est devenu depuis quelques années en France un *enjeu majeur de la politique intérieure*. Tous les présidents de la République s'y sont intéressé et il n'est que de lire pour s'en convaincre le discours du président Jacques Chirac du 3 décembre 2002 devant le Conseil national consultatif des personnes handicapées où il s'engage à « faire de la politique pour les personnes handicapées l'un des grands chantiers du quinquennat ». En plus de cette générosité politique affichée, il convient de se rappeler que les 10 % de Français handicapés constituent un vivier électoral non négligeable. La même situation existe aux États-Unis, de façon plus nette encore. De plus, le problème s'est *mondialisé* depuis la Déclaration des droits de l'homme et du citoyen de 1789, la Déclaration universelle des droits de l'homme à l'ONU en 1993, la Charte européenne des handicapés de l'Assemblée européenne en 1981, l'Année européenne des handicapés en 2003...

Si on veut retenir les points forts de cette politique, il faut connaître les deux lois fondamentales de juin 1975 et de février 2005.

I. – La loi n° 75-534 du 30 juin 1975 d'orientation en faveur des personnes handicapées

Cette loi est le fondement du cadre juridique actuel et représente un apport considérable.

L'article 1er affiche clairement l'ampleur du programme : « La prévention et le dépistage des handicaps, les soins, l'éducation, la formation et l'orientation professionnelle, l'emploi, la garantie d'un minimum de ressources, l'intégration sociale et l'accès aux sports et aux loisirs du mineur et de l'adulte handicapés physiques, sensoriels ou mentaux constituent une *obligation nationale.* » Il n'est pas donné de définition du handicap. On peut analyser cette loi-cadre et les approches qui en ont découlé selon deux aspects : les acteurs et les actions.

1. **Les acteurs.** – « Les familles, l'État, les collectivités locales, les établissements publics, les organismes de Sécurité sociale, les associations, les groupements, organismes et entreprises publics et privés associent leurs interventions... » Ce vaste groupement énoncé par la loi est un ensemble disparate dont la coordination n'est pas des plus aisée et qui peut se détailler ainsi :

A) *Les collectivités et organismes publics.*

– *Au niveau national :* ce sont d'abord les *ministères* qui changent périodiquement de nom à chaque législature, mais qui concernent essentiellement l'emploi, la solidarité, la santé et les handicapés, l'éducation nationale, les transports et le logement, la culture, les sports et le tourisme.

– *Au niveau régional :* la loi du 22 juillet 1983 a transféré l'aide sociale aux *départements* sous l'autorité du *préfet de région* avec les *DRASS* (Direction régionale des affaires sanitaires et sociales) chargées de coordonner, programmer et planifier et les *DRTEFP* (Direction régionale du travail, de l'emploi et de la formation professionnelle) assurant la répartition des moyens et l'agrément des structures de travail protégé.

– *Au niveau départemental :* existent d'une part des *directions* – les *DDASS* (Direction départementale des affaires sanitaires et sociales) en charge de l'exécution des politiques et du pilotage des CDES et des COTOREP et les *DDTEFP* (Direction départementale du travail, de l'emploi et de la formation professionnelle) assurant en particulier le suivi de l'obligation d'emploi de 6 %

de la loi de 1987 et la gestion de la GRTH (Garantie de ressources des travailleurs handicapés) –, et d'autre part des *commissions* – la *CDES* (Commission départementale de l'éducation spéciale) compétente pour les enfants et les adultes jusqu'à 20 ans et responsable de l'attribution de l'AES (allocation d'éducation spéciale) et la *COTOREP* (Commission technique d'orientation et de reclassement professionnel) qui reconnaît la condition de *travailleur handicapé* et évalue le *taux d'incapacité* pour une attribution de l'AAH (Allocation aux adultes handicapés) pour les incapacités permanentes au moins égales à 80 %.

– *Au niveau local :* les *services sociaux des mairies* donnent des renseignements et quelquefois un complément de financement pour des aides techniques. Les *CCAS* ou *CIAS* (Centres communaux et intercommunaux d'action sociale) aident à la création et la gestion de foyers d'accueil ou de services à domicile.

Par ailleurs les *ANPE* (Agence nationale pour l'emploi) ont en général un conseiller à l'emploi spécialisé.

Dans ce vaste réseau protéiforme et multi-étage, se sont élaborés des *plans pluriannuels : 1999-2003* pour la création de places supplémentaires dans les diverses structures d'accueil et *2001-2003* pour des soutiens à l'intégration scolaire et à celle en milieu de vie ordinaire avec renforcement des commissions susmentionnées.

B) *Les instances consultatives.* – Elles sont chargées de donner un avis et de formuler des propositions au gouvernement :

– le *CNCPH* (Conseil national consultatif des personnes handicapées) a un rôle très important d'assistance du ministère des Affaires sociales grâce à sa composition (pouvoirs publics, syndicats, patronat, associations, organismes de Sécurité sociale). Il est présent à l'échelle départementale avec les *CDCPH* ;

- le *CSRPSTH* (Conseil supérieur pour le reclassement professionnel et social des travailleurs handicapés) est chargé de donner un avis sur la rééducation professionnelle, l'éducation, l'adaptation et le placement des travailleurs handicapés de tous âges ;
- le *COLIAC* (Comité de liaison pour l'accessibilité des transports et du cadre bâti) analyse les problèmes d'accessibilité (bâtiments, logements et transports) ;
- l'*AGEFIPH* (Association de gestion du fonds pour l'insertion professionnelle des handicapés) mérite une place à part, car elle collecte des fonds auprès des entreprises qui préfèrent payer plutôt que d'employer le quota de 6 % de personnes handicapées prévu par la loi. Cet argent est destiné en principe à financer des actions sociales.

C) *Les associations.* – Elles sont extrêmement nombreuses en fonction des divers types de déficiences et il s'en crée de nouvelles constamment. Le catalogue du *CNFLRH* (Comité national français de liaison pour la réadaptation des handicapés) fournissait toutes informations. Malheureusement cette structure a disparu, mais d'autres sources existent (voir la e-bibliographie, p. 125).

2. **Les actions.**

A) *Éducation et formation.* – Une des idées majeures issues de la loi-cadre de 1975 est de *favoriser au maximum l'intégration scolaire en milieu ordinaire* et de réduire au minimum le placement en milieu spécialisé cependant indispensable. Le plan *HANDISCOL* lancé en 1999 comporte 20 mesures destinées à aider au mieux les familles à trouver dans le labyrinthe administratif la bonne sortie et à contribuer le plus efficacement possible à la formation des acteurs et des structures d'accueil. L'*intégration* peut être réalisée à titre *individuel* dans une classe ordinaire ou *collectif* dans une classe à effectif réduit. Des classes d'intégration scolaire (CLIS) accueillent au maximum 12 enfants reconnus handicapés par la CDES avec des spécialisations de handicap : CLIS-1 mental, 2 auditif, 3 visuel et 4 moteur. Les adolescents au collège bénéficient des UPI (unité pédagogique d'intégration). Un effort a été fait aussi à l'Université, qui mériterait d'être poursuivi.

Des *services médico-sociaux et sanitaires* accompagnent cette intégration dans une suite hermétique de sigles (SSAD, SESSAD, SAFEP, SSEFIS) qui ont trait à du soin, de l'accompagnement et de l'éducation spéciale. L'accompagnement scolaire est assuré par des enseignants itinérants et des RASED (réseau d'aide spécialisée aux élèves en difficulté).

L'accueil en *établissements médico-sociaux d'éducation spéciale* classés en cinq catégories par les décrets de 1988 et 1989 selon la déficience (intellectuelle, motrice, auditive, visuelle, polyhandicap) a des formules variées depuis l'internat jusqu'au placement familial. Il y avait, en 1998, 2 497 établissements pour 125 500 places ce qui donne une idée de l'effort entrepris. Pour les adultes handicapés existent aussi les *MAS* (maison d'accueil spécialisé) et les *FDT* (foyer à double tarification) ainsi que des foyers d'hébergement pour adultes inaptes à l'activité professionnelle.

B) *Le travail protégé.*

a) L'insertion professionnelle en milieu ordinaire. Elle est possible grâce à la loi de juillet 1987 faisant obligation pour les entreprises publiques et privées de plus de 20 salariés d'employer 6 % de personnes handicapées reconnues et évaluées par la COTOREP. Cette démarche est facilitée par les ANPE et par le réseau *Cap Emploi* regroupant les équipes de préparation et de suite du reclassement (EPSR) et les organismes d'insertion et de placement (OIP) présents dans chaque département et financés principalement par les AGEFFIPH (18 délégations régionales). Un accès aux emplois de la *fonction publique* est aussi possible avec des conditions particulières comme des emplois réservés en catégorie B et C.

L'*apprentissage* conduisant à un diplôme de l'enseignement professionnel est une voie possible pour les jeunes handicapés soit en CFA (centre de formation d'apprentis) soit en CFAS spécialisé.

b) Le travail en milieu protégé. Pour les personnes n'ayant pas les capacités de travail pour occuper un poste en milieu ordinaire, une formation en *centre de rééducation professionnelle* (CRP) financés par l'assurance maladie est éventuellement possible avant l'orientation vers deux types de structures :

- les *ateliers protégés* : unités de production employant au moins *80 % de travailleurs handicapés* ayant une capacité de travail équivalente au moins à un tiers d'un valide. Ils ont un *contrat de travail* et tous les avantages sociaux accordés aux travailleurs. Ils ont droit à une *garantie de ressources* (GRTH) assurant une rémunération minimale de 90 à 130 % du SMIC ;
- les *centres d'aide par le travail* (CAT) : financés par l'État pour les travailleurs handicapés avec capacité de travail de moins d'un tiers d'un valide. Il n'y a pas de contrat de travail mais une garantie de res-

sources de l'ordre de 55 à 110 % du SMIC. L'objectif est éventuellement de leur permettre une insertion en milieu ordinaire, mais le taux de sortie est très faible de l'ordre de 0,5 %. En 1998, il y avait 515 ateliers protégés, 1 313 CAT et 84 CRP pour un total de places de 112 029.

C) *Lieu et mode de vie.* – Des *« sites pour la vie autonome »* préfigurant les futures maisons départementales des personnes handicapées ont été créés dans certains départements pour faciliter les démarches administratives en vue du logement et des aides techniques. Le *logement* a besoin d'être adapté à la situation de handicap vécue par la personne. Des *subventions* sont prévues pour les locataires de *logements privés,* par l'ANAH (Agence nationale pour l'amélioration de l'habitat), pour les *propriétaires* par une PAH (prime à l'amélioration de l'habitat) ou pour les *HLM* par une PALULOS (prime à l'amélioration des logements à usage locatif à occupation sociale). L'accueil par une *famille d'accueil* est aussi possible sous contrat.

Les *aides humaines* sont une condition importante du maintien au domicile. Les personnes handicapées ayant une carte d'invalidité ont droit à une réduction d'impôt de 50 % des dépenses pour l'emploi d'une *tierce personne.* Celles ayant une incapacité de 80 % et plus peuvent percevoir une allocation compensatrice pour l'aide d'une tierce personne (ACTP) payée par le département. Trois autres services importants sont prévus mais insuffisamment pourvus : *les aides ménagères, les services d'auxiliaires de vie* et *les services de soins infirmiers à domicile* (SSIAD).

L'*accessibilité* est un vaste problème et une des revendications premières des personnes handicapées. La loi du 13 juillet 1991 fixe les mesures nécessaires pour l'accès au logement, lieux de travail et lieux publics. Un *Fonds interministériel pour l'accessibilité aux personnes handicapées des locaux recevant du public* (FIAH) a permis de rendre accessibles en cinq ans 200 bâtiments publics. Un effort important d'information et de coordination de tous les acteurs est nécessaire pour une meilleure efficacité. De même, l'*accessibilité aux transports* est régie par la loi de décembre 1982 d'orientation des transports intérieurs qui définit un *droit au transport* « dans des conditions raisonnables d'accès, de qualité et de prix, ainsi que de coût pour la collectivité ». C'est un vaste chantier supporté par le COLIAC (comité de liaison pour l'accessibilité des transports et du cadre bâti) créé en 2000. Les musées, les bibliothèques et les installations sportives et touristiques font aussi des efforts remarquables pour l'accès à la culture, aux loisirs et au sport des personnes handicapées (loi du 6 juillet 2000).

D) *Les prestations financières.*

– L'*allocation aux adultes handicapés* (AAH) financée par l'État est versée par les *caisses d'allocations familiales* pour ceux qui ont une incapacité d'au moins 80 %. Elle peut être un complément d'autres revenus éventuels.

– L'*allocation d'éducation spéciale* (AES) est versée aux personnes ayant la charge d'un enfant de moins de 20 ans avec incapacité de 80 %. Des compléments en trois catégories sont prévus en fonction de la gravité et de l'utilisation d'une tierce personne.

– L'*allocation compensatrice pour l'aide d'une tierce personne* (ACTP) est versée par le département.

– La *garantie de ressources des travailleurs handicapés* (GRTH) offre la garantie d'un salaire minimum aux travailleurs handicapés avec des compléments versés par l'AGEFIPH en milieu ordinaire ou par l'État en milieu protégé.

– La *pension d'invalidité des salariés* est versée par l'assurance maladie aux assurés de moins de 60 ans avec une capacité de travail réduite des deux tiers du fait d'un accident non professionnel ou d'une maladie.

– L'*allocation compensatrice pour frais professionnels* financée par le département est versée sur avis de la COTOREP en cas de frais supplémentaires liés au handicap.

L'apport décisif de la loi d'orientation de 1975 n'a pas empêché l'impression de nombreuses critiques. L'absence officielle de *définition du handicap,* en particulier, a souvent été relevée. Pour le magistrat A. Dessertine, cela a rendu nécessaire « de procéder à un examen du sens de ces mots, dans le langage de spécialistes de la réadaptation et enfin dans celui des administrateurs et des juristes au niveau du droit national et du droit international ». On reproche également le *« parcours du combattant »* des personnes handicapées compte tenu de la multiplicité des services. Un rapport de la *Cour des comptes* paru en novembre 1993 souligne certaines dérives de l'attribution des allocations pour adulte handicapé et considère comme négatif le bilan de l'insertion professionnelle.

Aussi dès 2002, un effort particulier a été fait pour préparer une nouvelle loi plus adaptée aux revendications légitimes des personnes handicapées.

II. – La loi n° 2005-102 du 11 février 2005[1] pour l'égalité des droits et des chances, la participation et la citoyenneté des personnes handicapées

Cette loi apporte une réponse complète aux manques de la loi d'orientation de 1975 en renforçant ses lignes d'orientation principales et en introduisant des structures nouvelles :

1. **La définition du handicap.** – Article L. 114 « toute limitation d'activité ou restriction de participation à la vie en société subie dans son environnement par une personne en raison d'une altération substantielle, durable ou définitive d'une ou plusieurs fonctions physiques, sensorielles, mentales, cognitives ou psychiques, d'un polyhandicap ou d'un trouble de santé invalidant ». On remarquera qu'on trouve dans cette formulation les éléments essentiels que nous avons développés précédemment : l'*environnement* qui caractérise une « situation », la *limitation de la capacité,* la *déficience* d'une ou plusieurs fonctions avec toutefois une certaine redondance dans l'emploi de mental, cognitif ou psychique, le terme mental ou psychique couvrant la totalité du domaine concerné et enfin les *troubles de santé invalidant* ce qui inclut aussi toutes les perturbations viscérales de la maintenance biologique.

2. **La création des Maisons départementales des personnes handicapées.** – C'est une *innovation majeure* de la loi qui permet de concentrer en un même

1. *Bulletin d'Information du* CREAI *Bourgogne,* n° 247, 2005, 5-17.

lieu tous les acteurs précédemment dispersés. Elle est organisée selon le mode d'un *groupement d'intérêt public* (GIP) et le *conseil général* en a la responsabilité administrative et financière. Il est prévu trois collèges dans la *commission exécutive* : un pour le département (la moitié des membres), un pour les associations (un quart) et un pour des représentants de l'État, des CAF et des caisses primaires d'assurance maladie (un quart).

Plusieurs points spécifiques sont à retenir :

– *La constitution d'une équipe pluridisciplinaire.*

Les personnels et les moyens des CDES et des COTOREP sont inclus dans cette équipe qui a la charge d'évaluer les besoins de la personne handicapée et de proposer un *plan personnalisé de compensation*. La composition de l'équipe « peut varier en fonction des particularités de la situation de la personne handicapée. Les membres sont nommés par le directeur de la maison départementale ».

– *Le projet de vie.*

Il est *obligatoire* et rédigé avec l'aide de l'équipe pluridisciplinaire par la personne elle-même, sa famille ou un représentant légal et il définit clairement les besoins de compensation et les aspirations de la personne handicapée.

3. **La commission des droits et de l'autonomie des personnes handicapées.** – Elle est l'instance de *décision* en particulier pour l'attribution de la *prestation de compensation*. Elle est régie par le décret n° 2005-1589 du 19 décembre 2005 définissant la composition de la commission et son mode de fonctionnement. Le silence gardé pendant plus de quatre mois équivaut à un rejet de demande. Les décisions sont prises au nom de la maison départementale des personnes handica-

pées dans des réunions en formation plénière ou en sections locales et spécialisées.

4. **La Caisse nationale de solidarité pour l'autonomie (CNSA).** – Elle a été créée par la loi du 30 juin 2004 pour l'autonomie des personnes âgées et handicapées. Elle assure le financement de la compensation du handicap et de la perte d'autonomie des personnes âgées. Elle répartit les fonds entre les départements.

5. **Renforcement des structures de droit commun.**

A) *La scolarisation des enfants handicapés.* – Elle doit se faire obligatoirement dans l'école en milieu ordinaire ou l'établissement de quartier, qui constitue son *établissement de référence*. Un refus d'accès doit nécessairement être motivé.

B) *L'emploi des personnes handicapées.* – Les dispositions de la loi de juillet 1987 restent valables et la contribution des entreprises n'employant pas les 6 % prévus par la loi est majorée. L'article L. 323-8-6-1 du *Code du travail* « crée un *fonds pour l'insertion des personnes handicapées dans la fonction publique* » réparti en trois sections : l'État, les fonctions territoriales et l'Hôpital.

C) *L'accessibilité des bâtiments et des moyens de transport.* – Elle est nettement renforcée avec l'article L. 111-7 du *Code de la construction* donnant un délai de dix ans maximum (2015) pour une mise en conformité des lieux recevant du public avec un travail préparatoire effectué par la *commission communale*. Toutefois certaines dérogations sont prévues. Pour les *transports,* l'article 45 de la loi stipule que

« la chaîne du déplacement [...] est organisée pour permettre son accessibilité dans sa totalité aux personnes handicapées ou à mobilité réduite ». Un délai de dix ans maximum est donné pour la mise en application de ce principe.

D) *Les ressources financières.* – Elles sont garanties en reprenant le cadre de la loi d'orientation.

Au total cette nouvelle loi est un *cadre juridique extrêmement complet* qui a surtout besoin de temps pour être assimilée et appliquée par les différents acteurs. Avec elle, *ce n'est pas tant l'impossible égalité des chances qui est importante mais bien les conditions d'une situation déterminée qui doivent être exactement ajustées aux capacités réelles de la personne.* Se soucier pleinement des individus en tenant compte au maximum de *« leurs critères personnels de bonheur »* qui sont très variables et rarement explorés est l'objectif principal.

III. – La situation actuelle

La mise en œuvre d'une loi aussi ambitieuse et complète a été surveillée de près par les parlementaires et les associations. On peut retenir trois rapports importants faisant le point et émettant des suggestions : le rapport déposé et approuvé par la *commission des affaires culturelles, familiales et sociales par le député Jean-François Chossy fin 2005*[1], le rapport déposé et approuvé par la *commission des affaires sociales du Sénat par le sénateur Paul Blanc en juin 2007*[2] et le rapport du *délégué interministériel aux personnes handicapées Patrick Gohet en août 2007*[3].

1. J.-F. Chossy, Rapport n° 2758, décembre 2005.
2. P. Blanc, Rapport n° 359, juillet 2007.
3. P. Gohet, Rapport, 27 août 2007.

La lecture de ces rapports est rassurante et encourageante : 128 décrets ou mesures réglementaires sur 138 prévus sont parus et 90 % des textes publiés ont reçu un avis favorable du CNCPH, qui, en 2007, a réalisé trois importants rapports. Dès le 1er janvier 2006, 99 départements avaient mis en place le GIP de leur maison départementale. En avril 2007, a été installé l'*Observatoire national sur la formation, la recherche et l'innovation sur le handicap* (ONFRIH) qui avec ses groupes de travail doit contribuer efficacement à la réforme de la politique du handicap. Bien sûr, les points clés des plus originaux de la loi sont difficiles à mettre en œuvre : les *projets de vie* sont souvent mal compris et un effort pédagogique important reste nécessaire. La viscosité administrative, malgré une large décentralisation sur les départements, se retrouve pour la coordination de services qui ne collaboraient pas directement auparavant. Les *équipes pluridisciplinaires* sont d'inégale valeur. Mais l'objectif est de faire passer la personne handicapée *« du statut de sujet administré à celui d'acteur accompagné »,* ce qui bien entendu prendra beaucoup de temps. Un calendrier a été fixé et une *Conférence nationale sur le handicap* doit avoir lieu en mai 2008. De plus, Nicolas Sarkozy a officiellement introduit le 9 juin 2007 le *droit opposable* pour la scolarisation des enfants handicapés, ce qui permet à tout citoyen de faire condamner par la justice toute autorité publique ne respectant pas la loi, ce qui ne manquera pas d'avoir d'importantes répercussions.

IV. – Les positions européennes

1981 a été l'*année internationale de la personne handicapée* par décision de l'ONU et la période 1983-1993 a été la *décennie du handicap* qui a eu pour effet de sensibiliser toutes les populations. 2003 a été l'*année européenne des personnes handicapées* (AEPH) au cours de laquelle le programme « vers une Europe sans entrave pour les personnes handicapées » défini en 2001 a été promu à l'échelle européenne, sur la base de l'*Eurobaromètre* établi à partir des interviews de 16 000 citoyens de l'UE. Selon ce baromètre, *plus de 5 % des citoyens se considèrent victimes d'un handicap,* mais on note une mauvaise information des populations sur le handicap.

L'accent est mis sur le *concept social du handicap* dû à des obstacles environnementaux. Comme le soulignent Sylvie Cohu[1] et ses coauteurs en 2005, la politique européenne s'oriente désormais sur le *refus de toute discrimination* comme en témoigne l'article 13 du *traité d'Amsterdam* de 1997 qui contient une clause de non-discrimination en raison du handicap. La deuxième conférence européenne des ministres responsables des politiques d'intégration tenue à *Malaga* en mai 2003 a insisté sur la nécessité de « progresser vers la participation en tant que citoyens » des personnes handicapées.

Une tendance européenne a été de *réduire le nombre de pensions d'invalidité* et le meilleur exemple se trouve aux Pays-Bas : entre 1990 et 2000, les arrêts de maladie ont chuté de 25 %, les pensions d'invalidité de 26 % en ne représentant plus que 2,5 % du PIB contre 3,4 dix ans avant. Mais en septembre 2004, il restait 964 000 personnes bénéficiant de prestations d'invalidité pour une population active de l'ordre de 11 millions de personnes. Cela souligne *l'importance*

1. Politique en faveur des personnes handicapées. Grandes tendances dans quelques pays européens, *Revue française des affaires sociales,* n° 2, avril-juin 2005.

des décisions politiques à prendre dans les différents pays, ce qu'avait déjà souligné le *rapport Fardeau* en avril 2001.

Enfin le *Comité des ministres du Conseil de l'Europe* a produit en 2006 un *Plan d'action pour la promotion des droits et de la pleine participation des personnes handicapées à la société* couvrant la période *2006-2015* en recommandant vivement aux États membres de prendre en compte les *15 lignes d'actions clés* définies dans le plan.

Il faut insister également sur le fait que, dans le futur, *les problèmes des personnes handicapées seront liés à ceux des personnes âgées,* tant il est vrai que le vieillissement s'accompagne d'une dégradation progressive plus ou moins rapide des fonctions biologiques faisant entrer celles-ci dans les différents domaines du handicap avec un stade extrême qui est la *dépendance,* c'est-à-dire la perte de l'autonomie de vie.

Le problème du handicap s'est très largement *« mondialisé ».* La France est parmi les pays au monde qui ont – ces dix dernières années – montré une volonté affirmée de faire un très gros effort en faveur des personnes handicapées, qui désormais font partie à part entière de la société sans qu'il soit possible de revenir en arrière. Il reste, certes, un travail énorme à fournir pour rendre encore plus simple et efficace ce vaste chantier juridique et social en cours d'élaboration. Mais les personnes handicapées, par la voix de leurs nombreuses associations qui maintiennent la pression, devraient néanmoins se sentir rassurées et reconnaissantes pour le travail immense accompli, qui a radicalement changé leur situation depuis l'époque lointaine de leur rejet par la société.

Chapitre V

LES COMPENSATIONS TECHNIQUES DU HANDICAP

S'il n'y a pas d'handicap sans déficience, il peut y avoir déficience sans handicap. Une personne qui, en raison de son âge, doit porter des lunettes pour lire est, face à un journal, en situation de handicap si elle les a perdues. Une personne paraplégique, seule devant un escalier, est en situation de handicap, qui disparaît, si elle trouve à côté de l'escalier un ascenseur ou un plan correctement incliné. Cela résume le problème des compensations techniques : elles ont fait d'énormes progrès sans toutefois supprimer la déficience. Elles « gomment » la situation de handicap.

Il faut insister d'emblée sur l'*importance de la recherche,* soutenue par de nombreux programmes nationaux et internationaux et qui permettent d'espérer des progrès substantiels dans les années à venir avec la progression de *domaines clés de la technologie* comme les matériaux et en particulier les biomatériaux, l'électronique et la micro-électronique, les capteurs, l'informatique et les logiciels de communication, les nanotechnologies, la robotique et la domotique, les implants, l'imagerie corporelle. Une place à part doit être faite aux *recherches biologiques,* qui fouillent le vivant d'une façon de plus en plus précise et compréhensive et nous amèneront grâce aux progrès de la génétique, de l'immunologie et des biotechnologies à des solutions thérapeutiques audacieuses, bien que de plus en plus freinées par les comités d'éthique et l'obsession de l'impossible « risque zéro ». Les *transplantations cardiaques* restent, et sans doute pour longtemps encore, très largement supérieures aux plus raffinées prothèses cardiaques et le *facteur constant* dans tous ces progrès espérés est l'homme biologique qui ne changera pas et restera toujours aussi complexe dans sa structure et son fonctionnement avec sa naturelle angoisse face à la maladie et la mort.

En restant dans le domaine technologique dont on est sûr qu'il fera encore d'immenses progrès, on peut analyser à grands traits les trois domaines applicables aux personnes handicapées : les prothèses, les orthèses et les aides techniques constituant l'*appareillage*. Une *prothèse* remplace un segment ou une fonction disparue (main, jambe, fonction motrice ou urinaire...). Une *orthèse* assiste un segment déficient (membres inférieurs paralysés, scoliose rachidienne...). Une *aide technique* est un instrument d'aide fonctionnelle qui va du fauteuil roulant au télémanipulateur robotisé pour personnes tétraplégiques.

I. – Les problèmes techniques généraux

Il n'est pas inutile de rappeler quelques grands principes que connaissent bien les scientifiques, les ingénieurs et les industriels. Toute *création d'instrument* passe obligatoirement par les phases suivantes :

- la *conception* et l'*écriture d'un cahier des charges* à partir d'une *idée* (un chercheur doit théoriquement avoir des idées ce qui n'est pas toujours le cas) ;
- la réalisation d'un *prototype* ;
- l'*évaluation du prototype* avec toutes les méthodes de mesure rigoureuses codifiées et connues qui doivent être appliquées en *milieu clinique* ce qui néces-

site la participation de médecins intelligents au fait de la technologie ;

– la *production d'une présérie par un industriel* et son *évaluation* sur une série de cas statistiquement significative pour des modifications éventuelles ;
– la *production* et la *vente* à un *tarif approuvé* par les organismes sociaux de prise en charge pour un *remboursement éventuel*. Le prix de vente est particulièrement important à considérer.

Cette démarche présuppose dans le cas d'appareils pour personnes handicapées une très bonne connaissance plus pratique que théorique du handicap et une *symbiose précoce* entre les ingénieurs, le personnel soignant dans son ensemble et les personnes handicapées via éventuellement leurs associations judicieusement choisies. Cela évitera les *erreurs catastrophiques* observées encore actuellement de crédits investis dans des projets générateurs d'autosatisfaction chez les chercheurs et de déception chez les utilisateurs. Produire à un prix exorbitant un fauteuil roulant à chenilles qui monte et descend les escaliers mais qui ne peut pas être utilisé comme instrument de locomotion ordinaire est un non-sens voué à l'échec. S'obstiner à produire des prothèses de la main qui « handicapent » l'amputé unilatéral par leur lourdeur technique, leur bruit et leur caractère inesthétique est une grave erreur qui a déjà coûté inutilement des sommes énormes aux collectivités nationales et internationales.

II. – Les prothèses

1. **Les *prothèses externes*.** – Elles sont applicables :

– pour le *membre supérieur* et en particulier la *main* et pour le *membre inférieur*. On est loin désormais des prothèses cuir-acier lourdes et difficiles à travailler et l'arrivée de *nouveaux matériaux* a bouleversé ce type d'appareillage : matières plastiques (polyéthylène, polypropylène, silicone, fibres de carbone...) ainsi que les méthodes de fabrication pouvant utiliser des logiciels CAD-CAM. La compétence des prothésistes est basée sur un enseignement de qualité et une bonne sélection. Le *confort de l'amputé* est fait de nombreux petits détails d'ajustement qui nécessitent de *s'obstiner à trouver le bon appareilleur*. On peut souligner la valeur incontestable des *prothèses esthétiques de la main* en silicone qui sont une aide fonctionnelle suffisante chez l'amputé unilatéral. Chez les bilatéraux, un système simple à commande myoélectrique ouverture/fermeture est préférable à toute tentative d'utilisation de prothèses complexes coûteuses et jamais capables de rivaliser avec la main naturelle facile à commander. Les *amputations congénitales* doivent être appareillées quand l'enfant est en âge de le demander. Le principal problème est souvent de calmer l'angoisse des parents ;

- pour les *déficiences visuelles* avec l'immense domaine de l'*optique médicale* (plus de 25 millions de porteurs de lunettes en France). Toutes les aberrations optiques peuvent se corriger par les opticiens après prescription d'un médecin ophtalmologiste, qui peut opérer de la cataracte, du glaucome et éventuellement resurfacer la cornée pour corriger les défauts de courbure. Les *lentilles cornéennes* sont aussi une solution plus esthétique et confortable ;
- pour les *déficiences auditives,* les audioprothèses externes ou *« appareils de correction auditive (ACA) »* ont fait de très grands progrès techniques et peuvent se placer soit autour du pavillon auriculaire, soit à l'intérieur du conduit auditif externe. Leur

miniaturisation touche la technique mais pas le prix et le service rendu par les 1 700 audioprothésistes est de qualité sur tout le territoire. Pour les *sourds profonds* inappareillables, une solution récente en cours d'évaluation leur permettra de lire en temps réel sur des verres de lunettes en vision « tête haute » la parole transcrite en écriture numérique.

2. **Les *prothèses internes implantables.*** – Elles doivent obéir à des impératifs de sécurité très contrôlés basés essentiellement sur la *biocompatibilité* avec les tissus dans lesquels elles sont implantées. C'est la raison pour laquelle les *biomatériaux* se sont énormément développés ces dix dernières années. On peut les définir en deux différentes classes :

A) *Les implants passifs.* – Ils peuvent être des substituts mécaniques pour :

- la *dentisterie* permettant le remplacement prothétique d'une ou plusieurs dents avec des matériaux en porcelaine ou céramique fixés ou non dans le rebord alvéolaire par des tiges en métal de préférence en titane parfaitement biocompatible et même avec une possible *ostéo-intégration* ;
- la *chirurgie orthopédique,* qui, pour fixer les *fractures,* remplacer une *articulation* usée et douloureuse (hanche, genou, pied, coude, épaule, main) ou fixer en bonne position un *rachis* déformé (scoliose, cyphose) ou ayant une stabilisation anormale, utilise *vis, plaques, crochets, barres, prothèses totales.* Le *métal* (acier, titane, nickel-titane à mémoire de forme pour une fixation superélastique), le *plastique* (polyéthylène, silicone) ou les *céramiques* sont couramment utilisés, mais l'usure ou le descellement de

prothèses avec ou sans ciment sont des complications fréquentes ;

- la *chirurgie vasculaire* qui utilise de plus en plus des *« stents »* qui se mettent dans des vaisseaux thrombosés (artères coronaires du cœur, vaisseaux des membres) pour rétablir le flux sanguin. Là encore, la qualité des matériaux est importante mais souvent n'évite pas la récidive ;
- la *radiologie interventionnelle* qui fait des prouesses techniques impressionnantes entre des mains expertes en montant des sondes dans des vaisseaux très fins du cerveau ou dans les coronaires avec l'utilisation de *ballonnets gonflables* pour dilater ou de *matériel injectable* dans un *anévrisme* pour le neutraliser et prévenir sa rupture.

B) *Les implants actifs.* – Ils développent une activité de suppléance fonctionnelle dans deux axes :

a) L'électrostimulation. Elle utilise le *courant électrique comme substitut de l'influx nerveux* en réglant trois paramètres : l'*intensité* en (milliampères mA), la *fréquence* en herz (1 stim./s) et la *largeur du signal* en microsecondes. Elle permet l'activation d'*organes sensoriels* (rétine, cochlée), de *nerfs*, de *muscles* ou de *structures nerveuses cérébrales*. Le système comporte des *électrodes* reliées à un *implant électronique* alimenté par une *batterie* implantée ou *pilotée de l'extérieur* grâce à une *antenne* transmettant par *radiofréquence* la puissance et le signal de commande à partir d'un boîtier de commande (programmeur ou contrôleur). Elle est utilisable pour :

- les *troubles du rythme cardiaque* par les *pacemakers* auxquels on peut désormais ajouter une fonction de *défibrillation* du muscle cardiaque qui peut sauver d'une mort brutale ;

– les *tremblements* (Parkinson) ou les *mouvements anormaux* par *implantation neurochirurgicale* d'électrodes profondes dans le cerveau (noyau sous thalamique, lenticulaire, thalamus...) ou pour certaines *douleurs* incoercibles (stimulation corticale). D'autres cibles intéressantes sont à l'étude pour des traitements de *syndromes dépressifs* ou de *troubles obsessionnels compulsifs* (TOC) ;
– les *déficiences visuelles* (cécité, rétinite pigmentaire) par des *neuroprothèses* placées au niveau de la rétine, du nerf optique ou du cortex visuel primaire occipital. Toutefois, les premiers résultats sont limités et ne donnent pas d'image très précise, mais des *phosphènes* (taches blanches ou colorées) plus ou moins structurables à partir d'une microcaméra extérieure avec une très faible résolution ;
– les *déficiences auditives* par les *implants cochléaires* avec introduction d'une électrode multipolaire dans la rampe tympanique de la cochlée et transmission de signaux de fréquence audible par un récepteur externe. Les résultats sont très encourageants et les appareillages se perfectionnent constamment avec aussi des résultats sur les *acouphènes*. Des électrodes peuvent aussi être placées sur le tronc cérébral (noyaux cochléaires, colliculus inférieur) ;
– les *paralysies médullaires*[1] (paraplégies, tétraplégies) par des *neuroprothèses motrices*[2] stimulant les muscles soit directement (électrodes épimysiales) par le nerf musculaire (électrodes neurales) et permettant une *activation* et une *coordination artificielles des*

1. P. Rabischong, Lève-toi et marche, in *Médecine et technique,* L'Harmattan / Institut Fredrik-Bull, 2003.
2. A. Pedotti, *Neuroprosthetics from Basic Research to Clinical Applications,* Berlin, Springer Verlag, 1996, 593-602.

muscles en vue de rétablir une forme de préhension ou de locomotion assistée utilisant un déambulateur (Projets européens Eureka-Calies, Suaw[1] et Neurostim). *Cette méthode semble la plus réaliste* pour réutiliser les muscles sous-lésionnels non contrôlables par le patient mais potentiellement actifs, ce que ne pourront jamais faire les approches biologiques utilisant des cellules souches, des neuroblastes fœtaux ou des astrocytes modifiés. Car le rétablissement de l'architecture fonctionnelle interne complexe de la moelle est au-delà des réelles possibilités présentes et futures des méthodes biologiques ;

– les *dysfonctionnements vésicaux* (incontinence, vessie spastique) par des stimulations des *nerfs végétatifs* du petit bassin avec des résultats cliniquement très prometteurs.

b) Les micropompes implantables. Elles ont incontestablement un avenir par la possibilité d'injecter dans le corps d'une manière contrôlée de l'extérieur divers types de médicaments pour traiter entre autres la *spasticité,* la *douleur* ou des *maladies métaboliques comme le diabète.*

III. – Les orthèses

La plus répandue mais non remboursée est le « soutien-gorge » qui pallie les inconvénients de la gravité sur les structures molles telles que le sein. Elles sont utilisées pour les *membres supérieurs* et *inférieurs* et le *rachis* pour maintenir les déformations principalement scoliotiques. Les *minerves* s'appliquent au rachis cervi-

1. www.neurostim.eu.

cal. Les *stabilisateurs-bottes de Vannini-Rizzoli* pour les paraplégiques est une solution originale pour se tenir debout et déambuler.

IV. – **Les aides techniques**[1]

Elles sont très nombreuses pour des applications différentes. On doit souligner l'apport considérable des personnes handicapées dans la création et la promotion d'instruments pour *« mieux vivre »* utilisables par tout le monde. Cela crée également un marché pour des produits de grande diffusion et réduit les coûts. Divers rapports ont été consacrés à ce secteur et le dernier de *Danielle Lecomte* en 2003 est une remarquable et complète analyse. On peut isoler divers groupes :

– la *« gadgetterie » domotique* : ce sont toutes les aides aux fonctions de la vie : contrôles d'environnement du style *télécommandes* qui se déclenchent à la main ou par tout autre signal chez des personnes lourdement handicapées (son, contraction musculaire, clignement de paupières, mouvements oculaires...), aides à la lecture (tourne-pages, loupes...), synthétiseurs vocaux, couchages spéciaux (matelas anti-escarres, lits adaptés), matériels de protection cutanée (incontinences, escarres, plaies infectées, stomies...), aides à la toilette, à l'alimentation, à la conduite automobile, monte-escalier, cannes, déambulateurs... ;

– les *aides au déplacement* : avant tout les *fauteuils roulants* qui ont fait d'immenses progrès et qui sont

1. A. Pruski, *Assistance technique au handicap,* Paris, Lavoisier, 2003 ; D. Lecomte, *Rapport sur les aides techniques : situation actuelle, données économiques, propositions de classification et de prise en charge,* 2003.

très précisément codifiés dans leurs dimensions et leurs exigences sécuritaires par le CERAH (Centre d'études et de recherches pour l'appareillage des handicapés). Pour les jeunes paralysés qui sont autonomes et travaillent, il est impératif qu'ils soient *légers et pliables* pour être mis sans aide extérieure dans la voiture. Une version récente (Manuscale) permet de monter des escaliers avec la seule énergie de la personne, ce qui devrait résoudre en partie les problèmes d'accès de locaux publics quand ceux-ci ne peuvent pas être équipés de rampes ou d'ascenseurs. Ils peuvent aussi être mus par l'*énergie électrique* pour ceux qui n'ont pas dans les bras l'énergie propulsive nécessaire. Certains fauteuils sont dits *« intelligents »* dans la mesure où ils peuvent trouver seuls leur chemin ce qui est utile pour les personnes âgées avec troubles de la mémoire et de l'orientation spatiale. Certains permettent avec ou sans énergie extérieure la *mise en position verticale* ce qui est capital pour le maintien du squelette ;

– la *robotique médicale*[1] : les *télémanipulateurs* pour une *aide à la préhension* (Spartacus, Manus, Handy, Master, Master-Raid II) s'avèrent trop coûteux et obligent à une assistance technique irréalisable à domicile. Si cette robotique d'aide aux patients ne semble pas avoir d'avenir pratique, la *robotique pour la chirurgie* est encore en voie de développement et d'utilisation ;

– les *programmes informatiques d'aide aux déficiences* : ils constituent une voie d'avenir pour la rééducation des déficiences sensorielles visuelles et audi-

1. M. Enjalbert, *Robotique, domotique et handicap*, Paris, Masson, 2001 ; P. Rabischong, La robotique médicale, *La Jaune et la Rouge*, n° 400, mars 1984, 48-57.

tives ainsi que pour les troubles cognitifs et mnésiques d'origines diverses. L'ordinateur est un excellent moyen de rééducation des enfants et des adultes.

Au total, le *marché des aides techniques* est « éclaté », avec de nombreuses PME et une législation lourde. Environ 22 000 sociétés fournissent de l'appareillage. Les *dispositifs médicaux* doivent avoir le marquage CE pour entrer dans une phase commerciale. Les tarifs de remboursement sont obtenus après négociation avec la *Commission d'évaluation des produits et prestations* (CEPP) et le *Comité économique des produits de santé* (CEPS). Les *programmes nationaux ou européens de recherche* dans le domaine ont relativement peu de débouchés pratiques utilisables et il conviendrait de mieux cibler les appels à propositions avec une évaluation des demandes plus en rapport avec la pratique journalière des équipes de soins.

Les *informations sur l'appareillage* peuvent être obtenues auprès des CICAT (centres d'information et de conseil sur les aides techniques) ou auprès des fournisseurs, mais les *ergothérapeutes,* au nombre de 4 000, sont les plus à même d'orienter judicieusement les demandeurs. Les MDPH sont les lieux prévus par la loi pour informer et préparer les formalités dans le cadre de la prestation de compensation du handicap (PCH). La *prescription* doit être faite par un médecin, dont malheureusement les connaissances en appareillage mal enseignées durant les études médicales sont bien souvent légères.

Le *marché du matériel d'aide à la vie* a représenté en 2001 un coût total de 4,432 milliards d'euros dont 890,6 millions ont été pris en charge par les caisses pour les matériels figurant sur la LPP (liste des produits et prestations, anciennement TIPS). Beaucoup reste à faire, mais beaucoup a été fait. À titre d'exemple, le coût TTC des aides pour déficients visuels a été en 2001 estimé à 3 020 M€ et pour déficients auditifs à 385 M€ avec une part revenant à la LPP (liste des produits et prestations) respectivement de 177 M€ et 51 M€, ce qui montre aussi la part importante revenant aux utilisateurs. Les VHP (véhicules pour handicapés physiques) principalement les *fauteuils roulants* représente un marché « fabricants » estimé en 2001 à 70 M€ HT pour 90 000 unités ce qui fait pour le secteur, distribution incluse un chiffre d'affaires de l'ordre de 166 M€ TTC avec un coût pour l'assurance maladie de 102 M€ (65 pour achat et 37 pour location). Mais ce domaine connaît une forte augmentation avec le besoin croissant d'aides au déplacement pour les personnes âgées.

L'*appareillage* est donc un secteur dont la demande progresse fortement, car c'est à l'évidence une des solutions principales pour compenser le handicap. Les spécialistes de l'appareillage et de son application (opticiens, audioprothésistes, orthoprothésistes, podo-orthésistes, infirmiers, ergothérapeutes, revendeurs...) ont une formation sanctionnée par des diplômes garantissant leurs compétences. Il faudrait impérativement développer ce secteur créateur d'emplois.

CONCLUSION

Après avoir été rejetées ou mises en marge de la société, les personnes handicapées bénéficient actuellement de l'*effort considérable* non seulement du gouvernement et de ses services, mais aussi du très riche milieu associatif, composé de nombreux bénévoles, dont en premier lieu les familles, soucieux d'améliorer leurs conditions de vie. La complexité des paramètres en cause et des conditions de résolution des problèmes fait que des critiques[1] pourront toujours être formulées à l'encontre des acteurs de cette *fantastique rénovation* tant du cadre juridique du handicap que des possibilités de compensation humaine, financière et technique. *Malgré ces progrès indéniables, la vie des personnes handicapées et de leur famille reste le plus souvent difficile, douloureuse et parsemée d'embûches de toute nature.*

Il serait bon de retenir quelques points forts :

- *le handicap est une situation plus qu'un état* et il peut toucher à des degrés divers chacun d'entre nous ;
- bien que la tendance soit de donner la préférence à une *vision sociale du handicap* et aux conditions d'environnement qui souvent le détermine, il faut conserver à la *composante médicale,* seule compétente pour diagnostiquer et traiter les déficiences la part qui doit lui revenir. Il n'y a pas de handicap sans déficience quelle qu'elle soit. L'incapacité en

1. *Handicap : la loi déçoit malgré ses avancées.* Lettre de l'AFIM (Agence fédérale d'information mutualiste), n° 2503, février 2005.

est la conséquence, mais à déficience égale, elle s'exprime et s'identifie de façon très différente. La *personne* qui la subit doit demeurer l'objectif principal de toute action, en sachant que les humains, bien qu'appartenant tous à la même espèce, sont tous différents par l'âge, le sexe, les conditions sociales, la profession, l'origine géographique, le niveau culturel, le caractère et la personnalité. Un des acquis substantiels des nouvelles lois et dispositions réglementaires est de *supprimer toute discrimination* qui pourrait être liée à une forme de handicap ;

– les progrès que nous pouvons attendre dans la *prévention* et le *traitement* de tous les types de situations de handicap sont l'œuvre de tous. Le regard des autres doit changer dans le bon sens. *C'est un privilège et non uniquement un droit d'avoir une bonne santé.* Aussi se doit-on dans ce cas d'avoir, vis-à-vis de ceux qui sont touchés, soit à la naissance soit au cours de leur vie, par un accident ou par une maladie invalidante, une *attitude « naturelle »*, c'est-à-dire sans cette compassion ou ce rejet même inconscient qui fait mal. C'est la personne avec ses qualités et ses défauts qui compte beaucoup plus que son apparence qui peut faire peur ou le fauteuil roulant dans lequel elle doit vivre. *La solidarité est faite de générosité et de gentillesse.* Bien que nous oubliions volontiers que nous avons été enfant, la dure épreuve de la vieillesse avec sa dégradation inévitable des fonctions biologiques est le chemin final souhaité par le plus grand nombre. Elle nécessite une *sollicitude* et une *tendresse* qui ne sont pas toujours faciles à donner, car nul, enfant ou vieillard, n'est parfait dans son comportement ;

– c'est enfin un *message d'espoir* qui doit clôturer ce livre. Tout est en place pour aider au maximum les personnes handicapées dans leur vie. Le chemin qui mène aux aides de toute sorte est tortueux, mais *la voie est tracée et la volonté des acteurs explicitement formulée.* Il reste que les *critères de bonheur* sont très variables d'une personne à l'autre et mériteraient d'être beaucoup plus pris en compte dans l'établissement des projets de vie. Il faut peut-être ne pas les placer trop haut, en s'efforçant d'apprécier toujours le *côté positif de la vie* qui passe, même si celle-ci est particulièrement difficile, en tentant de minimiser ses côtés négatifs ;

– l'*intégration des personnes handicapées* dans la société est un peu comme planter des fleurs d'espèce et de couleur différentes dans un bac à fleurs. Elles garderont toujours leurs caractéristiques particulières, mais elles pourront toutes ensembles créer une harmonie chatoyante agréable à regarder. Il est temps que tous réalisent que le handicap sous toutes ses formes est incontournable et qu'il faut l'accepter comme faisant partie intégrante de notre vie sociale.

BIBLIOGRAPHIE

Les références indiquées correspondent à des ouvrages de base pour une information complémentaire. La rubrique e-bibliographie qui suit est un outil de travail permettant d'accéder aux principaux sites internet utilisés pour la rédaction de ce livre. Elle a été élaborée par Mme Christine Gilbert, documentaliste au Centre Propara de Montpellier (com@propara.languedoc-mutualite.fr), que nous tenons à remercier vivement pour cette précieuse collaboration.

Ferrari P., *L'autisme infantile,* Paris, PUF, « Que sais-je ? », 1999.

Hamonet C., *Les personnes handicapées,* Paris, PUF, « Que sais-je ? », 1990, 2006.

Liberman R., *Handicap et maladie mentale,* Paris, PUF, « Que sais-je ? », 6e éd., 2007.

Rabischong P., *Le programme homme,* Paris, PUF, 2003.

Tingry E., *Handicaps. Mieux vivre au quotidien,* Paris, Librio, 2005.

Zribi G., Poupee-Fontaine D., *Dictionnaire du handicap,* ENSP, 2007.

E-BIBLIOGRAPHIE

SITES GÉNÉRAUX

Assemblée nationale : http://www.assemblee-nationale.fr/

Association des paralysés de France (APF) : http://www.moteurline.apf.asso.fr/epidemiostatsevaluation/cih.htm.

Bibliothèque des rapports publics (Documentation française) : http://www.ladocumentationfrancaise.fr/rapports/index.shtml.

Doc'CISMeF (CHU Rouen) : http://doccismef.chu-rouen.fr/servlets/Simple.

Organisation mondiale de la santé (OMS) : http://www.who.int/fr.

Recherche d'un texte législatif : L'essentiel du droit français. Le *Journal officiel* depuis 1990. Texte intégral des codes, des conventions collectives et des lois et décrets depuis 1978 : http://www.legifrance.gouv.fr/.

Sénat : http://www.senat.fr/.

RAPPORTS

Rapport d'information de M. Paul Blanc fait au nom de la Commission des affaires sociales sur *la politique de compensation du handicap.* Paris, Sénat, 2002. http://www.ladocumentationfrancaise.fr/brp/notices/024000449.shtlm.

Rapport d'information de M. Paul Blanc, fait au nom de la Commission des affaires sociales sur l'application de la loi du 11 février 2005 pour l'égalité des droits et des chances, la participation et la citoyenneté des personnes handicapées, n° 359 (2006-2007), 3 juillet 2007 : http://www.senat.fr/noticerap/2006/r06-359-notice.htlm.

Rapport de Patrick Gohet sur la mise en place de la loi du 11 février 2005 et du fonctionnement des maisons départementales des personnes handica-

pées (MDPH) 27 août 2007 : http://lesrapports.ladocumentationfrancaise.fr/BRP/074000523/0000.pdf.
Rapport Fardeau/Rapport au ministre de l'Emploi et de la Solidarité et au secrétaire d'État à la Santé, à l'Action sociale et aux Handicaps sur une analyse comparative et prospective du système français de prise en charge des personnes : http://www.sante.gouv.fr/htm/actu/handicapes/sommaire.htm.

POLITIQUE DU HANDICAP

Politique du handicap (1975-2005) : http://www.vie-publique.fr/politiques-publiques/politique-handicap/index/ et http://www.vie-publique.fr/politiques-publiques/politique-handicap/bibliographie/.
La politique française en direction des personnes handicapées / Présidence française de l'Union européenne secrétariat d'État à la Santé et aux Handicapés : http://www.sante.gouv.fr/presidence/fr/actu/octobre/handicap/raphand.pdf.
La Santé en France 2002, Ministère de la Santé / Haut Comité de la Santé publique, Paris, La Documentation française, 2002 : http://www.ladocumentationfrancaise.fr/rapports-publics/024000152/index.shtml.

CLASSIFICATION INTERNATIONALE DU FONCTIONNEMENT, DU HANDICAP ET DE LA SANTÉ

http://www.ccoms-fci-cif.fr/ccoms/pagint/missions_cif.php.

PROTECTION JURIDIQUE DES PERSONNES HANDICAPÉES

http://www.vie-publique.fr/politiques-publiques/politique-handicap/protection-juridique/.

DICTIONNAIRE DES SIGLES DE L'ADAPTATION ET DU HANDICAP

http://www3.ac-clermont.fr/IA43/handicap/questce/sigles.htm.
Site recensant des dictionnaires de sigles dans le domaine sanitaire et social : http://www.educnet.education.fr/dossier/rechercher/sigle.htm.
Dictionnaire du social : http://glossairedusocial.free.fr/.
Les sigles du handicap : http://www.cnth-roiffe.afpa.fr/sigles/index.htm.
Glossaire des sigles et abréviations de la Sécurité sociale : http://www.securite-sociale.fr/comprendre/lexiques/glossaire.htm.

RECHERCHE D'UN ORGANISME DU SECTEUR DU HANDICAP

http://www.reseau-doc.fr/reseau_doc/recherche.php.
http://www.sanitaire-social.com/.

TABLE DES MATIÈRES

Imprimé en France
par MD Impressions
73, avenue Ronsard, 41100 Vendôme
Janvier 2008 — N° 54 241